医療現場からみた新型コロナウイルス

精神科医
香山リカ

総合診療医
徳田安春

新日本出版社

まえがき

２０２０年の世界や日本は、始まってすぐから誰もがまったく想像していなかったものになりました。

その理由は、もちろん新型コロナウイルス感染症の世界的な拡大が起きたためです。「インターネットの開発と普及」などプラスの変化をもたらしてくれるできごともありますが、より深刻な被害があるのは、「世界を揺るがすできごと」は、これまでも何度も起きました。戦争や無差別テロ、金融危機、自然災害、気候変動、そして今回のような感染症です。

世界では最近でも新興感染症が5年ごとに起きていると言われていますが、今回はその感染力や対策のむずかしさ、発症した場合の経過や治療のしづらさなどにおいて、手ごわさの質が格段に違うと言えます。いまこの地球上で生きていて、「新型コロナウイルス感染症の影響はいっさい受けていないし、これからも受けない」と言い切れる人はひとりもいない、と言ってもよいと思います。

では、どうすればよいのか。感染症なのですから、対策や治療の主役は「医療」ということになります。大学教員のかたわら現役の医療人でもある私も、「この人類の危機に自分に何ができるか」と考えました。

ところが、医療現場で「できるだけのことをしよう」と意気込んでも、それだけではダメだ、ということに私はすぐ気づきました。たとえば、新しい感染症なので正式な診断ガイドラインがないのは仕方ないにせよ、テレビで厚労大臣が「不安だからといって医療機関を受診しないでください」と呼びかけていたり、専門家が「熱が4日以上続かないのに検査をする必要はない」と話していたりします。現場で「やっぱり検査したほうがよい」と思っても、最初のうちは保健所を介さないと実施できず、電話してもまったくつながりません。

――いったい何が起きているんだろう。この感染症対策の主役は医療ではなく、行政や政治なのだろうか。医療の専門家たちはなぜ「検査はいらない」と言っているのだろうか……。

混乱する中で、かねてから医療人としてとても尊敬し、その著作や講演などから多くを学んでいた徳田安春医師がこの感染症に関して活発に発信したり、署名活動を立ち上げたり、他の医師たちと提言をまとめたりしていることに気づきました。

――徳田さんと話したい。私の疑問をぶつけてみたい。思いを話してみたい。

私はすぐに徳田さんにメールをしました。そして、4月27日から5月1日まで、3回にわたってオンラインでの意見交換が始まったのです。

この本は、そのときの意見交換をもとに、その後の状況などを補足し（Ⅰ部）、さらに書下ろし原稿（Ⅱ部）を加えたものです。きっと、あなたが知りたいこともたくさん書かれている、と思います。どうぞお読みください。

香山リカ

〈目　次〉

第二話　医療従事者、患者さんとつくりあげる医療　*53*

第三話　政府の新型コロナ対策　どこに問題があったのか？　*114*

編集協力＝高橋姿子

Ⅰ部　新型コロナ危機、医療現場の最前線で（香山リカ×徳田安春）

第一話　緊急事態における医療体制——初動対応が成否をわける

香山　これから今回の新型コロナウイルス感染症をめぐるさまざまな問題について、オンラインでいろいろお話をお聞きしていきたいと思います。沖縄と東京と距離は離れていますが、どうぞよろしくお願いします。聞きたいことがいっぱいあります。

徳田さんは4月27日、民放の情報番組にも沖縄からオンライン出演されていましたね。そこで、東京には新型コロナ感染者は実際には今の数字の12倍はいるのではと語っていて、とても衝撃的でした。そして、そこで「6つの提言」をおこなっていました。ちょっと読み上げます。

①PCR検査の拡充　早期発見・早期隔離・早期治療、②陽性率7％になるまで検査すべき、③検査適用を保健所が判断すべきではない、④他の病気で亡くなった方も検査すべき、⑤唾液検査を拡充すべき（アメリカでは採用）、⑥冬の第2波（インフル＋新型コロナ）に注意を、夏の間にしっかり準備。この6項目です（Ⅱ部で徳田さんが詳しく述べています）。

徳田さんは、今回の新型コロナ問題では早くからネットで署名を募られましたよね。これは

「コロナ感染疑いのＰＣＲ検査を医師の判断でやらせてください」という総理大臣への要望の署名です。これを一般の市民から集めようとした。さらにその前、医師たちと連名で声明を出しましたね。そこではじめて私は、総合診療医である徳田さんのコロナ問題に対するかかわり方を知ったわけです。あれは４月はじめだったでしょうか。

■３人の提言書と状況について

徳田　はい、４月４日に３人の提言書を東京都医師会に出しました。東京都医師会の近藤太郎さんと、ロンドンにいるＷＨＯの顧問の渋谷健司さんと私の三人でした。流行地で最も深刻な東京の地域医療で、ドクターたちをまとめることができるのは東京都医師会だと考えて、提言書を出しました。

香山　そのころ、つまり４月４日というと、国内のコロナ対策はどうなっていた時期でしょうか。

徳田　２月から３月上旬にかけては、欧米諸国と比べると、日本の報告感染者数は少なかったですね。コロナ感染による死亡者数も多くは報告されてはいなかったので、まあ日本は大丈夫だろうと、そういう楽観的な見通しが強かったですね。しかし、その後に感染拡大がありました。

香山　ちょっとコロナそのものから離れて、東京オリンピックをめぐって振り返ってみましょう。福島から聖火リレーがスタートするのが３月26日の予定でしたから、ＩＯＣや日本はその時までには何らかの決定をせざるをえなかったのです。ただ、３月16日におこなわれたＧ７首脳によるテレビ会議で安倍総理は「人類が新型コロナウイルスに打ち勝った証《あかし》として、完全な形で実現する」と述べ、G7首脳の支持を得たと記者団に語っています。そのときすでに「延期」のシナリオもあったと後から言われましたが、少なくとも公にはされておらず、誰もが「どうなるの？予定通り？　延期？　中止？」と混乱していました。「1年程度の延期」が決まったのは、3月24日に首相公邸で実施された、安倍総理、小池都知事、トーマス・バッハIOC会長とのテレビ会談においてです。

徳田　そうなんですね。オリンピック延期が決まった直後に小池知事もロックダウンという言葉を使ったり、事態は深刻ですよということが知事の口からいきなり出てきたわけです。

香山　そうですよね。その小池都知事がはじめてロックダウンについて言及したのは3月23日の記者会見で、4月6日には報道陣からは「その前から専門家会議クラスター班の予測は出ていたのだから、もっと早くそれを公表すべきだったのではないか」という質問も出ましたが、「（クラスター班の打ち出す）数字が大きく揺れているところもございました」などと答えるにとどまったのです。

その前まで振り返ると、麻生副総理など2月末のG20会議で「ウイルスは4月か5月ぐらいには落ち着くと思っている人はいっぱいいる」と述べました。さらに東京五輪組織委員会の森喜朗会長は、3月11日の時点でも「組織委としては当初予定通りに進める。方向や計画を変えることはまったく考えていない。消極的、悲観的、二次的なことは今は一切考えない」と開催に強くこだわっていたわけです。それがある意味で政府や東京都の総意だったのです。しかし徳田さんたちは、その時点ですでに「これはなんとかしなきゃ」と思っていらしたわけですよね。

徳田　はい。世界のどの国でもそうですが、同じウイルスが入ってくるわけですからね。まず、中国で多数の感染者と死者が出ました。そのあと中国は封じ込めに成功しましたが、多くの国々に感染がまん延しました。新型コロナウイルスが国内に入ってきたら、深刻な感染拡大になるだろうと、そういう危機感がありました。

■ダイヤモンド・プリンセス号について

徳田　その前にあったのが、ダイヤモンド・プリンセス号のクルーズ船の問題でしたね。

香山　クルーズ船が日本の横浜港を出港したのが1月20日、香港、ベトナム、台湾と周航して、急きょ横浜港に停泊することになったのが2月3日でしたね。

徳田　そうなんです。その前の2月1日に、沖縄に寄港し、約10時間着岸しました。その時点での乗客2679人の多くが一時下船し県内を観光されていました。そのときの二次感染で沖縄では感染者が2人出ていたことが、確認されていました。沖縄はそのあと3週間程度は感染者を確認していないので、それは終息しました。ところが横浜港の沖で、クルーズ船で乗客がずっと船内隔離になってしまった。その時の対応に検証すべき点がいろいろあったと思います。

そこで、我々は聞き取り調査をやりました。なぜ調査ができたかというと、あの時に救援活動をやったのが、DMAT（災害派遣医療チーム）だったのです。全国からDMAT隊員として救急や総合診療系のドクターが結構クルーズ船に入ったのです。なかには我々の知人の医師もいましたので調査ができました。その調査結果は論文として発表しました。我々がその聞き取り調査をやる前に、岩田健太郎さんが、船内での感染管理の問題点をユーチューブで暴露していましたが、それと我々の調査は関係ありませんでした。私はそのユーチューブのビデオを結局見ることができませんでしたが、香山さんはご覧になりました？

香山　見ました。2月18日に公開された「ダイヤモンド・プリンセスはCOVID-19製造機。なぜ船に入って一日で追い出されたのか。」という動画ですよね。

徳田　どんな感じだったんですか？

香山　非常に切迫した訴えでした。まずはゾーニングの問題。ウイルスがいないと考えられる安全なゾーンとウイルスがいるかもしれない危険なゾーンをきちんと分けて、ゾーンごとに防御策をしっかり決めて、ゾーンから別のゾーンに移るときには消毒や防護衣の取り替えなどをしますよね。それが「グチャグチャになっていて、どこが危なくてどこが危なくないのかまったく区別がつかない」と言っていました。「アフリカや中国なんかに比べても全然ひどい感染対策をしている。シエラレオネなんかのほうがよっぽどマシでした」とまで。そして、これでは医療従事者にも感染リスクがある、なんとかすべきだなどと進言したところ、1日で「臨時の検疫官の許可を取り消す」と連絡が来て、下船を命じられたそうです。英語の発信もあったので、ＣＮＮなどでも大きく取り上げられました。

徳田　クルーズ船に関しては告発の記事も報道されましたので、我々は、実際のところはどうだったのか、ということを調べるために聞き取り調査をしたのです。医療安全や医療の質に関しては、アウトカムメジャー（効果指標）とプロセスメジャー（経過指標）というのがあります。アウトカム指標では、隔離後に新規に感染してしまった感染者を特定すればわかるんです（その後の論文データによると船内隔離された人々のうち約4％で感染があった）。2月5日の時点で乗客乗員合わせて3711人が乗っていて、最終的に20％くらいの方が感染したのですが、問題は隔離後に感染した人が何人だったかということです。これに関しては政府のデータが出ているのですが、完全なデータではなかったのです。発症日が明らかなケースが少ない（184人：詳細は＊）不完全なデータの報告書でした。

＊https://www.niid.go.jp/niid/ja/diseases/ka/corona-virus/2019-ncov/2484-idsc/9410-covid-dp-01.html

香山　では言われているように、横浜港に停泊後に感染が広がったのではなく、航行を続けているうちに、すでに感染が拡大していた、と。

徳田　この船は、1月20日に横浜港を出発、鹿児島、香港、ベトナム、台湾、および沖縄に立ち寄り、横浜に戻っています。乗客の一人が、航行中の1月23日から咳を自覚し、1月25日に香港で下船し、2月1日に新型コロナウイルス感染症に罹《かか》っていると診断されました。

香山　え、すでにそんな早い時期に発症していたということですか？　その方はどこから乗船したのでしょうか。

徳田　横浜から乗られたみたいなんですよ。

香山　ということは、日本ですでに感染していたと？

徳田　これは報道されていませんが、香港から横浜に来られた方のようです。香港から横浜に飛び、横浜港で乗って、香港で降りられたようです。

香山　なるほど。つまり、香港で1月に感染した人が無症状で気づかずに来日し、その後、乗り込んだと。

徳田　はい、この感染症は潜伏期間が長く、だいたい中央値が5日くらいです。船は1月20日に横浜港を出発、23日にその方は発症していますので、乗る前にどこかで感染していたと思います。そして、その方が香港で降りるまでに二次感染が生じ、そのあと二次感染から広がったと思います。最終的に感染者は７００人以上出ています。しかし、政府の調査の結論を見ると、ほとんどが隔離スタート前に感染しているとしています。ただ、データをよくみると、発症日が明らかになっていたのは１８４人のみでした。７００人全員の発症日データがそろってないのです。これは後できちんと検証しなければなりません。７００人それぞれがいつ発症したかという図を描くことができれば、隔離スタート後に感染したケースが約何人いたかはわかると思います。

香山　当時は日本では「水際対策をすべき」という議論をしていましたが、実はすでに感染者が入国していたということですね。これだけ観光ビジネスで中国との往来も増えていますので、それは十分、予想されることですが。

徳田　実際に今出ている感染研のデータだけでも、隔離スタート後での感染ケースも出ていました。厚労省の職員やＤＭＡＴ隊員からも感染者が出ていました。この感染症の船内での隔離がいかに困難であるかが示されました。

■自衛隊と新型コロナウイルスとABC

徳田　興味深いのは、自衛隊の隊員は感染ゼロだったことです。

香山　クルーズ船内で活動した隊員のみならず、船内の感染者を多く受け入れた東京の自衛隊中央病院でも、院内感染はゼロだったそうなのです。『週刊新潮』でリポートが出ていました。食事をした食器や患者さんの寝具やパジャマなど、徹底的に他と分けて特殊なやり方で洗浄するなどしたそうです（『週刊新潮』4月30日号「クルーズ船112人治療で『院内感染』ゼロ！『自衛隊中央病院』はなぜ奇跡を起こせたのか」）。

徳田　私はもともと沖縄で医療活動をやっていました。途中、関東でも11年間医療に従事していました。今は沖縄に戻って医療活動をやっています。西暦2000年の沖縄サミットでは医療チームとして私は参加していて、そのときにテロ対策の訓練も受けていました。我々がそのときやっていたのが、特に化学兵器に対する訓練でした。実はウイルスはどちらかというと、化学兵器に近いところがある。というのはウイルスというのは、実は生物ではないですよね。

香山　「生物と無生物の境界領域に存在する」などと言われていますよね。近代科学でもその扱いは「毒素」「ある種の生物」「生物学的化合物」とその位置づけが転々と変わっていて興味深いです。

徳田　生きているわけじゃない。人の肺の奥にある細胞の表面にあるレセプター（受容体＝ウイルスがヒトや動物に感染する際に、最初に結合する細胞表面の分子のこと）を通して入り込んで初めて増殖できるわけですから。細胞に入り込む前には、数を増やすことはできないわけです。

香山　生殖活動をするわけではない。でも、生きている細胞の中では複製できるし、宿主となった生物にも大きな影響をおよぼす。それなのに、やっぱり自己複製できない。

徳田　できない。ですから定義上、生物ではない。じゃあ何かと言ったら、いちおう物質です。でも半分は生物のようなもので、これを吸い込んだら細胞内では生物のように増殖するという、致死的な物質ということになります。そういう物質を扱うのは、やっぱりテロ対策を十分訓練している人たちがいちばんよくできると思う。

香山　なるほど。テロ対策としてウイルスからの防護を身につけている。自衛隊病院にいる医療従事者も隊員としてそれを身につけている、と。

徳田　ＡＢＣ兵器ですね。Ａ（*Atomic*）は原子力の意味で放射線、すなわち核兵器です。Ｂ（*Biological*）は生物兵器。それは病原性のある細菌やその毒素、ウイルスなどです。これを使うことをバイオテロと言います。歴史的には先の大戦で旧日本軍の「７３１部隊」が細菌やその毒素の生物兵器について人体実験をおこなって研究し使っていました。

香山　私は、生前の日野原重明先生が顧問を務めた、７３１部隊の問題を考える「『戦争と医の倫理』の検証を進める会」の世話人をやっているのです。エリート医学者集団だった関東軍防疫給水部、通称７３１部隊は中国東北部にあった研究所で、ペスト菌、コレラ菌、パラチフス菌を使った細菌兵器を研究開発し、「ペスト菌汚染された蚤《ノミ》の空中散布」などの人体実験も繰り返していたと言われています。日本の医学界が７３１部隊の細菌兵器開発をまだ正式に認めていないので、その全容はまだわかっていないままなのですが。

徳田　今回の新型コロナウイルスも、生物兵器、すなわちバイオテロの手段として作っていたのが実験事故で漏れたのではないか、というデマ情報が流されています。

香山　私の中国人の友人からは、「これはアメリカが作った化学兵器らしいです。アメリカ人研究者が中国の研究者と共同研究をしたときのデータを使って作ったウイルスだそうです」とメールが来ました。一方、アメリカ人の知り合いからは、「実は、あなたに教えるけど、これは中国が人工的に作って世界にばらまいてるウイルスだ」と（笑）。両方ともそれらしきブログや動画が証拠としてつけられていて、「陰謀論」ってこうやって広まるのかと思いましたが。

徳田　そうそう。こういうふうにパンデミックを政治問題化してしまった。

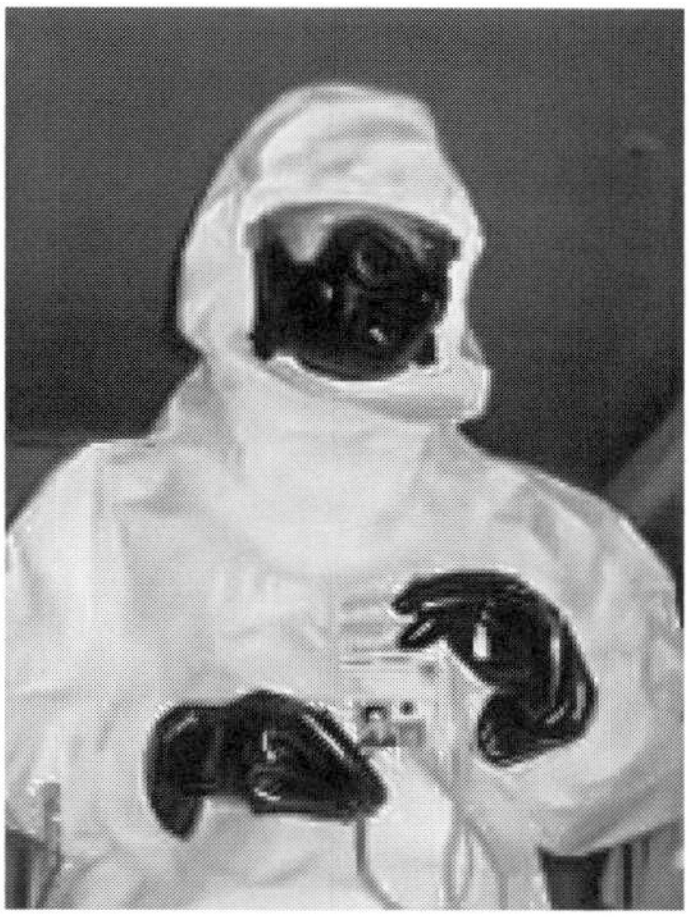

2000年沖縄サミット訓練中の徳田安春（沖縄県内のホテルにて）

香山　ＡＢＣに戻りますが、Ｃはケミカル（*Chemical*）ということですか。

徳田　Ｃはケミカル。ウイルスはこのＢとＣの両方の性質を兼ね備えているんじゃないかと考えたほうがいいと思うんです。私はＣに対する訓練をやっていたので、これはかなり厳格な感染予防にも使えるなと思っていました。そういう対ＢＣの訓練と活動を自衛隊がやっていたと思うんですね。

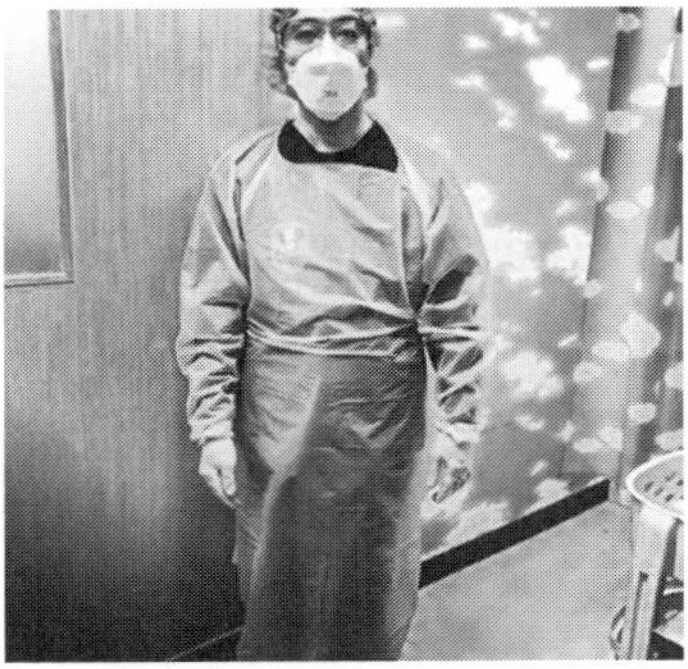

病院 PPE を装着した徳田安春（沖縄県内の病院にて）

香山　自衛隊はこういったウイルスに対する防御訓練を、日常的にやっているのでしょうか。

徳田　報道写真を拝見したところ、その防護服などは、そういった化学テロ対策に準ずる装備を使ってましたね。

香山　今回のダイヤモンド・プリンセス号でもそれを使用したのでしょうか。

徳田　病院ではＰＰＥ（Personal Protective Equipment）といって、Ｎ95マスクとゴーグル、フェイスシールドなどの個人防護装備をコロナウイルス感染が疑われる患者さんへの診療の時にやっていますが、それ以上の装備です。

香山　私たち一般の医療従事者がコロナ疑いの患者さんの検査をおこなうときも、インフルエンザのときなどとはかなり違う厳重な装備をするわけですが、それ以上というのは想像がつきません。

徳田　はい、ＰＰＥの基本装備はＮ95マスク、フェイスシールド（なければゴーグル）、キャップ、ガウン、手袋ということですね。

だけどこれだけでは化学テロには完全防御はできない。それ以上のものが必要です。化学テロ予防の完全防護服があるんですよ。ＳＦ映画に出てくるような防護服ですね。そういったものも導入してやっていると感染リスクはほぼゼロになりますね。

香山　それをダイヤモンド・プリンセス号が横浜に停泊した2月上旬から取り入れていた。すごいですね。そういった自衛隊ならではの知識や対策をぜひシェアしてほしいですが、テロ攻撃対策だとしたら機密事項となるのでしょうかね。

■ダイヤモンド・プリンセス号と情報発信

香山　話は2月からなかなか進みませんが、あの頃、ダイヤモンド・プリンセス号でなにが起きているのかよくわからないまま、岩田先生の告発を私などどこか遠い国の話のように見ていたのは事実です。私は夜、自宅でBGMがわりにアメリカのニュースチャンネルCNNをつけているのですが、乗組員の若い女性がスマホからスカイプで番組に出演し、「助けてください」「怖い」と泣きながら訴えていました。でも、英語で話していることもあって、東京の隣の横浜でのできごととはとても思えない。

徳田　そうなんですね。外国人の方が大勢乗っていらして、検疫官と乗客の間のコミュニケーションも十分なされていなかった。十分な説明を提供できなかったという問題がまずあったと思います。それで不安が拡大して、さまざまな通信手段で、海外にどんどん情報が洩《も》れていったのだと思います。実際に、我々が調べたところによると、岩田さんの指摘はほぼ正しかったということがわかりました。その中で我々がもっとも注目していたのがコマンドシステムです。

香山　コマンドシステムとは、どういうことですか？

徳田　はい。指揮命令系統ですね。医療安全管理学では、エビデンス（根拠）に基づいたコマンドをエキスパート主導でおこなわれていたかが大切です。そこが決定的に弱かったということがわかりました。

香山　わかりやすく言うと、「船頭多くして船山に上る」ということですよね。でも、ああいった緊急対応の現場で、すぐにそういった指揮命令系統が組めるものでしょうか。それって単に職位に基づいた組織図ではないですよね。課長が上でその下が係長……といった日本式の系統図ではなくて。

徳田　その図の一部だけしか我々は入手できませんでした。この全体像はいまだに明らかになってないんですね、指揮命令系統が。感染管理のトップはどなただったのか。例えば、COVID-19対策でのアメリカ政府のトップアドバイザーは、アンソニー・ファウチ先生というＮＩＨ（アメリカ国立衛生研究所）の有名な先生ですね。

香山　小柄でもう79歳だそうですが、もの静かながら精力的に活躍しているようです。この間、「もしテレビのショーで誰かがあなたを演じるとしたら誰がいいですか」と聞かれて、「ブラッド・ピット」と答えたらそれが実現して照れたような顔をするなど、人間的にもチャーミングな人に見えます。

徳田　この先生は、私が30年以上前、医学生の時に買った『ハリソン内科学』という世界で最も有名な内科教科書で、すでに編集者メンバーの中に入っていました。

香山　ホワイトハウスのタスクフォースチームの記者会見の席にいつもいて、トランプ大統領が会見でとんでもないことを言っても、いつもちょっと困った顔で後ろで聞いていて、それを頭ごなしに否定もできないので、そのあと一生懸命、科学的に補いながら語る。なかなかたいへんだろうなと同情します（笑）。

徳田　そうなんです。本当にすごい重要な役割を果たしていますね。そういう役割の方がほしいですね。

香山　ファウチさんはそのホワイトハウスのタスクフォースチームでは、コマンドシステムの指揮官という役割を担っているわけですよね。

徳田　そうです。医療の総合的なエキスパート兼コマンダーですね。そういう人がダイヤモンド・プリンセス号ではいなかった。

■緊急事態における医療機関のガバナンス

香山　今回のことで有名になったワードのひとつが「医療崩壊」です。私は今、複数の医療機関で臨床をしていますが、医療機関は一般企業とは少し違い、緊急事態が起きたときに、一体だれがトップで責任をもってその対応にあたるのか、という体制を取るのに慣れてないですよね。いわゆる「ガバナンス」がしっかりしていません。

徳田　はい。

香山　なので、先ほどの「船頭多くして」の状態になりやすい。操縦桿《そうじゅうかん》を握るのが、感染症科のトップなのか、それとも専門科は別だとしても病院長なのか、あるいは理事会があるならそこなのか。私など少し離れて外から見ていると、そのあたりがどの病院でも混乱しているように感じました。自衛隊などは、そこは組織ですから、ぱっと組織を組んでやる。上意下達で、下の人は言うことをきくというようなことが得意なんでしょうね。それが良いか悪いかは別として。

徳田　そのコマンドも、エビデンスとサイエンスに基づくものでないと、船全体をミスリードしてしまう心配がありますよね。感染予防の専門家もかかわってはいたんですけれども、十分にその役割を果たせなかった。果たさせてくれなかった、ということがありました。

香山　すべてが「今思うと」という話になってしまいますが、2月中、私などは医療現場で何を考えていたかというと、先ほどの繰り返しになりますが、ダイヤモンド・プリンセス号はまったく遠い話だと感じていたわけです。医局でも若い内科医たちと「なんか横浜のほうはたいへんらしいね」とまったく他人ごとのように言っていました。本当にお恥ずかしい話ですが。

もちろん中国の感染の状況なども散発的に伝わってくるわけですが、せいぜい私たちがやれることと言えば、病院に「中国への渡航歴のある方はお申し出ください」みたいな貼り紙をしたり、初診の患者さんに「湖北省に最近、行きましたか」とチェックしたり、それくらいしかやることがなかった。そこで「はい、湖北省から来たばかりです」などと言う人はいませんでした。

徳田　当初、日本政府は封じ込め戦略を取っていました。ダイヤモンド・プリンセス号自体も検疫で即時入国がブロックされていました。

香山　でも、中国からの最初の方は横浜にもう来ていたわけですよね。すると、これもまったく無責任極まりない話ですが、私は2月には、外来で熱発者もたくさん診ていたのです。インフルエンザ迅速検査をすると陰性、先ほど話したようなお決まりの渡航歴を聞いても答えはノー。でもなぜか熱が長引いているという人もいたのです。当時はまさか新型コロナウイルスが日本に入り込んできている、などとは考えもしませんでした。今から振り返れば、その「考えもしなかった」ということ自体、とてもバイアス（偏向）のかかった思考パターンです。またあとからお話ししたいのですが、今回の感染症では、医者にさまざまな認知バイアスのゆがみが起きて、正しい判断ができなくなってしまった。私もしかり、です。それが大きな問題だったと思います。

■最近のアメリカのデータから

徳田　実は、最近（4月下旬）のアメリカからの論文で発表されていたデータで、興味深い結果が出ました。当初、新型コロナのアメリカの第1号の患者さんは今年の3月上旬だっただろうと言われていました。

けれども、ある大学が1月と2月の剖検《ぼうけん》（病気で亡くなった患者の遺体を解剖して調べること）でその組織を調べてみると、実は2月の第1週に、コロナの肺炎による死亡者が出ていた。つまり肺炎で亡くなられた方の中に、新型コロナの肺炎で亡くなられた方が、2月の第1週にすでに出ていたということがわかった。

香山　今季、アメリカではインフルエンザによる死亡がとても多かったと伝えられています。だから当初、「インフルのほうがコロナより怖いよ」などとも言われていました。

徳田　はい、その中にも含まれていた可能性があります。というのは、先ほどの論文での解剖のご遺体のケースは2月第1週目の解剖です。通常、肺炎で亡くなるケースは発症してから亡くなるまで数日から数週間は経過します。アメリカ国内にすでに1月に感染者がいたとしてもおかしくはないと思います。もともとこの感染症は、昨年12月に中国の武漢で最初に広がっていますが、当初は武漢から国際線も飛んでいました。アメリカや日本を含む世界へです。感染した旅行者が乗客のなかにいても、不思議ではないですよね。実際これだけ多くの方々が飛行機に乗っているわけですから。日本にも昨年12月、今年1月に感染者が移入したとしてもおかしくない。しかし、国際社会がこれは危ないと思って慌てて感染予防体制がスタートしたのが、1月くらいでしたね。

■指定感染症と新型コロナウイルス

香山　新型コロナは1月末に「指定感染症」に指定されることが発表されました。政令の改正が1月28日に公布され、2月1日から施行されたわけです。しかし、指定感染症になったがゆえに、医師は届出をして、検査は保健所を通しておこなうということになりました。

徳田　そうなんです。

香山　その時点で私などは、「あ、これは保健所が管轄するものなんだ」と思い、自分の手から離れたと考えて、そこで新型コロナウイルス感染症を自分から切り離してしまったような気がするのです。これも今から考えると、認知バイアスのゆがみです。徳田さんのように「医師の裁量での検査ではなくなったのはおかしい」と疑問に思うのではなくて、「じゃ、私が判断しても仕方ないな。保健所にまかせるしかない」とあっさり思ってしまったのです。

徳田　本当にそうですよね。今まで地域医療で、プライマリケア（総合診療）やかかりつけ医のドクターたちが風邪診療の最前線をがんばってやりました。診療所の医師は日本全体で10万人います。そのマンパワーと個々人のスキルを活用すれば、早くからこの感染症に対抗するいろいろなことができたのです。しかも準備期間が与えられていた。12月から2月の3か月間は準備期間だったわけです。その間に診療所のドクターの感染防御対策に対する訓練や教育などをして、さらに検査体制も整備しておけば、この4月以降のさまざまな問題への対応ができたと思います。

ですから、全数入院の感染症にせずに、むしろ季節性インフルエンザの対応と同様に、診療所と病院のドクターの力を合わせた総力戦でお願いします、ということでやるべきだった。指定医療機関と感染研と保健所で、確定診断のための検査（RT－PCR検査：通常はPCR検査と呼ばれている）や入院治療、そして隔離観察も全部やりますではパンデミックには対応できないと思います。

香山　そこが、何がどう目測を誤ってこんなふうになってしまったんでしょう。

徳田　これは、陰謀論ですけれども（笑）、東京オリンピックのことです。海外のメディアはみなそう言ってます。

香山　やはりそこに戻りますか。でも、そこで私など本当に反省するのは、私たち現場の医療者の裁量でもうちょっと検査するべきではないか、と疑問を持ち、声をあげるべきだった。なぜできなかったのか。そこで出てくるのが「医療崩壊」というワードです。当時、マスコミでは「検査を広げると多くの人が押し寄せて医療崩壊が起きる」と繰り返し言われました。同時に、「検査して陽性であっても積極的な治療法がないんだから、してもしなくても同じなんだ」というロジックもありました。

徳田　そうなんです。

香山　それを現場でも医療者が口にして、共通認識にするような雰囲気ができ上がってしまったのです。これは集団心理の恐ろしさです。「検査しようと思っても保健所を介さないとできない」という事実がまずあり、それを正当化するかのように、「検査を増やすと医療崩壊するよね」「それに陽性でも治療法はないわけだし」と口にしてはうなずき合う、といった不思議な時期がありました。このあたりの心理メカニズムは、そのうちじっくり検討したいと思っています。何よりお恥ずかしいのは、いまなんだか立派そうに（笑）こういうことを言っている私が、当時はその集団心理に巻き込まれ、「検査できなくても仕方ない」というムードを作り上げる一端を担っていたかもしれない、ということです。

■武漢から学ぶべきことは

徳田　12月から1月にかけて、武漢の状況が連日報道され、病院がたいへんなことになっているのがテレビの画面越しに見えていた。そういう中で、「武漢のようにならないために、患者が病院に搬送されることを避けるよう、患者が増える検査はなるべくやらないほうがいい」というロジックがなぜかそこで登場した（笑）。

香山　無責任な言い方で申し訳ないのですが、いま思うとその心理プロセスは我ながら不思議です。私がプライマリケアの勉強をさせてもらっている外来にはネパールやスリランカなどアジアの人も多く来るのですが、彼らの中には2月の段階で「私もコロナでは」と自ら言う人もいました。でも、「違うと思いますよ」などとこちらから言っていた。疑うのは当然です。でもなぜか、医療現場で、この感染症はいまの段階ではまだ日本には入って来ていないんだ、と思い込む流れができていた。「ＰＣＲ検査をしても、かかっているのに陰性と出る率はけっこう高いんです。だから陰性と出ても安心はできません」というのも検査回避の言い訳に使われていました。

徳田　そうですね。検査自体も感度が70％程度ですので偽陰性はあります。一方、特異度（感染していない人の検査結果が陰性となる割合のこと。これが高いと偽陽性は少なくなる）はほとんど１００％とかなり高いので偽陽性は少ないことはわかっています。

香山　感度70％ということは、たとえ陰性だとしても、必ず１００％、晴れてコロナじゃないと言い切れないということですよね。

徳田　はい。だから休んでいてくださいと。なるべく外出を控えてくださいと。そういうロジックでした。

香山「どちらにしても家にいてもらうわけだから、検査しなくてもいいじゃないですか」みたいなことを、私も患者さんに何度か伝えた記憶があります。「もし呼吸が苦しくなったり高熱が出たらすぐ来てください」と不安になるようなことまでつけ加えて帰宅させました。いま考えるとひどい対応ですね。

徳田　治療方針は変わらないし、特別に何か効果があるお薬は、そのときにはまだない。そういうふうなロジックが、最初にできてしまった。

香山　私、実はその時に、あ、これって一時流行《はや》った、「がんと闘うな」とか「がんは放っておけ」という〝がん放置療法〟に似ているなと思いました。もしがんが見つかったとしても、そのまま放っておいても命にはかかわらない固形がんと、もう血液やリンパに入り込んで転移する手遅れのがんと、どっちかしかない。検査して見つかって、命にさしさわりのないがんまで、からだに侵襲《しんしゅう》がかかる手術なんてするのは逆に有害だ。転移が避けられないがんは、手術や抗がん剤投与をおこなってもQOLを下げるだけ。だから検査しないのがいちばんなのだ、という理屈です。

徳田　そうですね。あの「がんもどき理論」は、治療で治るはずだったがんの患者さんをミスリードしましたね。

香山　でもそのがん放置療法のときは、ほとんどの医療者は「いやそれはやっぱりおかしい、早期発見・早期治療がいいのではないか」と反論したと思うんですけど、今回のコロナではなぜか、みんながコロナ放置療法になびいた（笑）。検査したってしなくたって同じ、だからコロナは検査するな、コロナと闘うな、みたいなことをこぞって実践しちゃったような気がしますけどね。

■認知科学におけるバイアス

徳田　認知科学にバイアスという考え方があります。その中に、アンカリングバイアス（＊）というのがありますよね。最初に考えたロジックに固執するというバイアス。やっぱりドクターも人間ですからバイアスがある。みんなで最初にこうであると考えると、その考えをなかなか改めることができないという。

＊アンカリングバイアス……先行する何らかの考え（アンカー）によって後の認知がゆがめられ、その後も判断された考えがアンカーに留まる傾向を示すこと。

香山　それが、病院の医局単位とかチーム単位ではなく、医療の世界のあちこちで同時多発的に起きてしまった。

徳田　特に私が注目しているのはフェイスブックなんですよ。ドクターの場合、ツイッターはやらないけれどもフェイスブックはやるという方、けっこう多い。フェイスブックでつながっている友だちはほとんど同じようなドクターたちが多いです。そこには大勢の医師同士のコミュニケーションの場があって、むしろ医師にはそこに情報共有が限定されているような方が多い。とすると、けっこう今回のようなロジックは広がりやすいと思うんですね。

香山　私はむしろフェイスブックはやらず、ツイッターばかりですが。そこで医師たちのあいだでも、検査というのは必要ないんだよというか、しないほうがいいという意見が出たということですか？

徳田　はい、いまだにそうです。フェイスブックの中で早期診断や、検査を拡大するという投稿はあまり見られないですね。６月３日の時点でも、検査制限の意見が多数を占めています。

■新型コロナウイルスと心の不安

香山　今回、むしろ一般の人たちのほうから、もっと検査をしてほしいと声が上がってましたよね。厚労省から委託されている「新型コロナウイルス感染症関連　ＳＮＳ心の相談」という匿名でおこなえるチャット式の相談事業がありまして、私は3月18日のスタート時点から5月までスーパーバイザーをやりました。３月、４月はおよそ月１０００件くらいの相談が来ていて、その内訳などまだきちんと集計はされていないのですが、その中のかなりの割合を占めていたのが、「検査してもらえない不安」でした。すでに発熱など症状があって、かかりつけ医に相談しても「いま熱発者は診ていない」と言われる。保健所に電話しても厚労省の帰国者・接触者相談センターに電話しても、まったくつながらない。ようやくつながったとしても、渡航歴などをきかれて「検査には該当しません」と言われる。でも、いまから考えると、それは「心の不安」というより至極もっともな要望です。

徳田　しかも、ご家族にうつしてしまわないか、一緒に住んでいるお年寄りにうつしていないかというご心配がありますよね。

香山　とくに日本人には多いのではないでしょうか。日本では昔から、自分が人に迷惑をかけてしまうんじゃないか、人に不愉快な思いをさせているんじゃないかという、加害恐怖に苦しむ人が多いと言われてきました。妄想でも、被害妄想と同じぐらい、加害妄想が目立つのです。おそらく日本人ならではの「ひとさまに迷惑をかけるのは申し訳ない。恥ずべきこと」といった価値観とも関係しているのでしょう。だから、今回の心の相談でも、徳田さんがおっしゃったように、高齢の家族にうつしてしまうのではとか、職場の人にすでにうつしてしまっているのではないか、という不安を訴える方がとても多かったです。中には、自分がなるのはいいけれど、人にうつすくらいなら死んだほうがいいとか、そこまで思い詰める方もいました。そういう方にも検査がまったくできないというのは、とてもおかしな状況ですよね。

徳田　しかも、保健所の方も忙しいので、患者さんへの説明が十分になされていなかったですね。1週間や2週間の自宅隔離といったときに、今は検査の対象ではないということだけを言われるわけで、自宅隔離が最も重要であることの説明がなされなかった。

香山　そうです。自宅隔離のあいだの過ごし方についての説明もないので、「どうしたらいいの」とパニック状態になって相談をされてきた方もいました。

徳田　それは、保健所の方は間違ってはいないと思います。保健所への電話に対応する職員は、上からの命令で「こうしなさい」と言われてやっているわけですから。保健所の方は「今のところは検査の必要はありませんから休んでいてください」という。4日以上37・5度以上の発熱や咳が続くようでしたらまた連絡してください、と言われるんです。しかし、それを一般の方が聞いたら、例えば4日目で熱が下がったら、「やっぱりコロナじゃなかったんだ」「ああ、じゃあ自分は大丈夫なんだ」ということで、そのまま仕事に出たり宴会に参加したりして、そして周りに感染させてしまったという事例が結構みられるんですよね。

香山　今となっては、その「37・5度以上で4日以上」というのはいったい誰が言い出したんだ、という話ですよね。専門家の対策チームでもそうは言っていない、とやや責任逃れのような話になっています。でも保健所はそう言われたらそれを守るしかなく、37・4度だったら「あなたは該当しません」と言うしかなかった。3日目に1回下がってまた熱が出たというと、また出てから4日数えてくださいと言われた人もいました。でも、それは仕方ないですよね、その線で切るように言われているわけですから。ずっとそういうふうに対応していました。

それにしても、そういった中で、徳田さんはいったいどこの時点で、「どうもこれは変なことが起きているな」と気づかれたんですか？

■セクショナリズムの弊害が

徳田　ダイヤモンド・プリンセス号の事例を調べている間に、この船でのコマンドシステムが、国全体でおこなわれた場合に、とんでもないことになると思ったんです。

香山　だとすると、2月半ばくらいでしょうか。でも、先ほど言ったように、私などその時点ではまだ他人ごと、さらにその後は認知バイアスのゆがみにやられ、「検査はできなくても仕方ない」といった考えにしばらく取りつかれていました。その徳田さんの疑問や発信が、なぜ私にまで、というのはおかしな言い方ですが、多くの医療従事者や行政まで届かなかったんでしょうか。いくら認知バイアスがゆがんでいても、徳田さんの発言となれば耳を傾けて、「はっ、おかしい！」と気づける人もいたはずなのに。「オリンピックありき」の声にかき消されてしまったんでしょうか。

徳田　はい。オリンピック説というのがひとつありますが。いずれにしても、政府がとってきた対策は、保健所と感染研と指定医療機関だけでやるとしたことです。ＰＣＲ検査体制にしても、民間検査企業とか、大学医学部やバイオ系研究所などの助けを借りずに、自分たちだけで進めようとした。そこに無理が生じてきて、混乱の原因になってしまったと思います。私たちにとってはこういう経験は、繰り返し起きていたのです。原発事故もそうですけれども、特に大災害の時に。１９９５年、東京で地下鉄サリン事件がありましたが、そのとき、香山さんは東京にいらっしゃいました?

香山　私は埼玉県の精神科単科の病院に勤務していました。

徳田　そうですか。その時に、聖路加国際病院が多くの患者さんを受け入れました。当時、聖路加は日野原重明先生が院長をされていて、その時のリーダーシップが素晴らしいということが後に伝えられます。その後、私も聖路加国際病院に3年間勤務する機会がありまして、日野原重明先生からサリン事件のことを含め、いろいろお話をお聞きしました。そしてサリン事件のときの、コマンドシステムがどうなっていたか調べてみました。すると、東京都の対応がかなり混乱していたということがわかりました。特に、東京都の中で、警察や消防、自衛隊、病院などそれぞれの部署の連携が十分とれていなかった、ということがわかったんです。そうしたことは東日本大震災のときの福島の原発事故でもありました。

まとめるとセクショナリズムの弊害です。こういったことがすべての分野で起こっていて、ある問題を見つけたら各担当部署だけで対応しようとする。だから大きな問題には対応できない。

省庁を越えた連携をするリーダーシップが、トップにもなかった。それが怖かったけれど、残念ながら今回、現実になってきていると思います。

■ＰＣＲ検査を医師の判断で

香山　しかし今からでも、特に医療従事者は対処をしていかなければいけないわけで、そのひとつとして、徳田さんたちは、ＰＣＲ検査をとにかくもっと多くのところでできるようにという提案をしているわけですね。

徳田　そうですね。今、いちばん最前線でがんばっているのが、感染症指定医療機関の医療者と保健所の職員ですよね。その方々に負担をかけずに、なんとか助けてあげる方法というと、やっぱり診療所の先生方、かかりつけ医の先生方の力を借りますよね。そのドクターたちを総動員して、みんなでやったほうがいいのではないかと。

香山　東京都でも、医師会が各区にＰＣＲセンターを作るという方向にはなって、ようやく4月末あたりから動き始めました。とはいえ、実情を見ると、ある区では週2回、2時間ずつ、1日に検査できる件数が10件、15件といった少なさです。韓国でやられたドライブスルーを江戸川区も実施というのでとても期待したのですが、それもやっぱり週2日で、1日10件15件という話だそうです。しかも、区の住民以外の人は1万円費用がかかるのです。たとえば新宿区の病院でもおとなりの中野区民も来れば練馬区民も来る。「じゃ、近くにＰＣＲセンターがあるから行ってきて」と言っても、1万円もかかるのです。「じゃ、お住まいの区で検査できるところを」と思うと、今度は各区のＰＣＲセンターはその区の医師会員にしか公表していないので、新宿区からはわからない。「やっぱり検査はできないね」となったケースもありました。

徳田　東京都の検査件数はいまだに少ない。

香山　少ないですね。そのことをみんな気づいているので、感染者数が公表されても信じなくなってきた、という弊害が出ています。「本当はもっといるんでしょ」と診察室で患者さんに言われると、返す言葉もありません。まじめに感染対策をするのもバカバカしい、となるのが怖いです。

徳田　ええ。ＰＣＲ検査を拡充させることによって陽性率７％未満を達成できた国では１日の死亡者の割合が低いというデータを、千葉大学が出しました。世界中のデータを分析して、ＰＣＲ検査をたくさんおこなって感染者を積極的に見つけ出し、感染者を保護隔離し、感染者の濃厚接触者も保護隔離する、それを徹底的におこなうことが、死者数を増やさないことにつながるというデータを出してくれました。

香山　７％というのは、一般の人をすべて検査した時にということですか？

徳田　いや、実際にその国で検査された数を分母にして、陽性者が分子です。東京で言うと、陽性率がけっこう高いじゃないですか。

香山　ええ高いですね。一時期は検査数の５割以上が陽性でした。

徳田　検査の陽性率が高いのは、臨床診断（ある一定の症状と、ある一定の経過と、ある一定の重症度と、ある一定の除外基準をもつ、ひとかたまりの一群をとりだして一つの病気と診断する）にはいいんですよ。検査で30％くらいが陽性になるということは、医師の臨床診断できちんと疑いを絞っているなと。

香山　私がかかわっている医療機関でも、トリアージ（患者の重症度に基づいて、治療の優先度を決定して選別をおこなうこと）して、血液検査をして、胸部のレントゲンを撮って、さらに胸部ＣＴでコロナによる肺炎特有のすりガラス状の陰影が確認された時点で、「これはＰＣＲ検査ですね」となっていた時期がありました。そこまでコロナの特徴がはっきりしていたら、もう検査は必要ないくらいです。決め打ちですよね。

徳田　我々は、今回のアプローチはパブリックヘルスの感染症疫学と臨床医学ではかなり違うと言っています。臨床医学のアプローチは、目の前にいる患者さんの診断を正確におこなうことです。目の前の患者さんに対しては、病気である方を病気でないとなるべく言いたくない。その場合、除外診断では感度が低い検査を使うな、と臨床推論に関する私の本にも書きました。

香山　私、プライマリケアの勉強をしているので読ませていただきました。問診もそこそこに「じゃ、検査」とオーダーするのはいけない、と肝《きも》に銘じましたが、コロナ外来ではもう十分すぎるほどきちんと問診して、診察して、絞りに絞った人だけにＰＣＲ検査をしている、という意味では徳田先生の教えを実践しています（笑）。

徳田　そうなんです。それは臨床推論ではまったく正しい。それをやるのが、ドクターとしての最も重要なプリンシプル（原則）なんですけど、これが感染症疫学では違う、というところが、なかなかみんなに伝わっていなかった。

香山　感染症疫学では違うのですか。

徳田　はい、感染症疫学ではなるべく多くの感染者を見つけて隔離をすることが原則です。母集団の中でなるべく多くの感染者を見つけてあげて保護隔離をするということが目的であって、一人ひとりの診断を正確におこなうことではないんです。患者本人への治療方針はかわりません。しかし母集団全体で疫学的に重要なのは、感染していることが判明したその人が他の人に感染させないための介入をおこなうことです。

香山　一人ひとりに問診をして検査前確率を上げてからおもむろに検査、ではないわけですね。

徳田　母集団でより多くの感染者を見つけてあげて、アイソレート（隔離）する。それで2次感染を増やさない。それによってR（再生産数）という、ある人から次の人へ感染する数を減らす。これが1を切ると感染は自然終息することになる。それを目指すのが感染症疫学のやり方なんです。もともと目的が違うんです。感染症疫学でのやり方と臨床診断での検査のやり方というのは、まったく目的が違っているので、それで議論がかみ合わなかったんじゃないかと思います。

■クラスター対策について

香山　あるところまで日本は、クラスター対策で行く方針でとにかく集団で発生する場所を特定して、徹底的にそこを封じ込めるというやり方を取っていました。そこであがったのが、屋形船、ライブハウスなど。小池都知事はとくに「夜の街」をクラスターの発生源として重視し、歌舞伎町の見回りなどが報道されました。このクラスター対策はいかが思いますか。

徳田　２００２年のＳＡＲＳ（重症急性呼吸器症候群）はそれでよかったんですよ。今の専門家会議には、ＳＡＲＳの時に前線でがんばっておられた先生方がけっこう入っています。つまりＳＡＲＳのときに封じ込めに成功したという経験があるわけですね。ＳＡＲＳのときはこのクラスター対策がいい。というのは、ＳＡＲＳは症状発症率が高く、ほとんどの人で症状が出るので、症状発症者をベースに集団感染のクラスターを見つけて濃厚接触者を隔離し、その後の感染拡大を抑え込むことができました。ところが今回の新型コロナは、このクラスター対策ではもう抑え込むことができないということは、ダイヤモンド・プリンセス号のデータから明らかでした。無症状の人が約半分はいる。その時点で、症状ベース戦略は破綻する運命だったのです。

香山　これもまた2月の時点である程度、推測可能だったのですね。

徳田　そして、無症状感染の方から感染させることができるだろうというデータも出ていました。中国からのデータで、すでに1月の時点から出ていました。ＳＡＲＳのような症状ベース戦略では封じ込めはできない。症状が出る前（発症２日前の感染者）から感染させることができるというデータも出ています。ということで、症状ベースではなく、リスクベースで検査したほうがいいんじゃないかという話になっています。

香山　というとやっぱり、濃厚接触者の検査ということですか。

徳田　はい、感染者を見つけたらその濃厚接触者を全員検査して調べる、疫学的な戦略のほうがベターです。あとはハイリスクです。例えば、病院や高齢者施設ですね。病院や施設にいる高齢者や持病のある方々は感染すると重症化リスクが高いです。出入りする職員と、そこに入っておられる高齢者の方々、毎週一回全員調べたほうがいいだろう、という戦略ですね。高齢者施設を対象に検査を実際にやった研究が、ちょうどこの間に論文として出ており、職員と施設入所の高齢者のなかでかなりの方が感染していることがわかった。アメリカの中でも流行していたところですけど。

香山　無症状の方でも感染があったということは、その方がまた感染源になるかもしれないのですね。

徳田　ええ。症状がない方ですね。症状がある方はもちろん感染が疑われて検査適応があるんですけど、症状がない方も検査すると結構陽性者が多かった。

■日本での検査数が少ないのはなぜ

香山　それにしても不思議なのは、アメリカにしてもイギリスにしても1日に何万件とか、何十万件とか検査をするというのに、なぜ日本では、さっき言ったように東京で一生懸命がんばっても1日20件というようなオーダーでしか検査ができないのか。保健所に検体の引き取りを依頼しても、「あと100件待っているんで、だいぶ遅くなります」と言われたこともありました。

岐阜県保険医協会が5月1日から13日に県内の医師を対象に実施したアンケートの結果を6月4日に発表しましたが、「保健所などに検査依頼を拒否されたことがある」と回答した人が72・9％に上りました。また医師1人あたり平均3・1件だったそうです。同協会によると、保健所などから「様子を見てください」と断られるケースが多く、「PCR検査のハードルが高い」「38

度以上の発熱が5日続いて、せきがひどい患者も拒否された」などの声もあったとか。「医師が必要と思ったら全て検査をしている」と説明してきた県の説明とはずいぶん違います。海外の国はどうやって膨大な数の検査をこなしているのですか。

徳田　そうですね、SARSの経験がある台湾や香港は、もう最初からそういう備えをしている。韓国はMERS（中東呼吸器症候群）がアウトブレイクして、大きな問題になったという経験があるから最初から準備していました。また、アメリカとイギリスはそういうポテンシャリティがもともとある。というのは、PCR検査はバイオ系の研究機関であれば、普通にできるんですよ。そういった機械を作る工場、企業もある。そういう中で現在はなんとか検査拡大ができたのですけど、今回に関しては、ヨーロッパもアメリカも、韓国や台湾に比べると初動が遅れましたよね。やっぱりSARSとかMERSの経験がなかったというのが最大の要因だと思うんですけれども。

香山　最初、イギリスもアメリカも、当初は日本と同じく検査をあまりしないという戦略だったんですよ。イギリスのボリス・ジョンソン首相も集団免疫ができるまでは放置しよう、封鎖などとんでもない、という考えだったようですね。

徳田　それがリークされて、何百人（300人以上）かな、多数の科学者が署名をした公開書簡が3月14日にイギリス政府に送られました。そのまま放置するというのはけしからんと。そこで方針が変わったんですね。死者がたくさん出るのはしょうがない、そういう考えもあったくらいですから、そのくらい欧米はみな備えがなかったんです。イギリスだけでなく、アメリカのCDC（アメリカ疾病予防管理センター）やFDA（アメリカ食品医薬品局）も、この検査体制の備えをしていなかった。しかも最初の検査機器に不良品を出してしまいました。アメリカではＣＤＣの評価も一時落ちたんです。

香山　そうだったのですか。

徳田　日本ではＣＤＣのような機関がないからこうなったんだ、という話がありますが、私はそうじゃないと思うんです。というのはアメリカのＣＤＣは今回成功してないんですよ。

香山　そうなんですね。

徳田　アメリカのＣＤＣはジョージア州アトランタにあって、ファウチさんはワシントンＤ．Ｃ．近くのメリーランド州にあるＮＩＨのうちのＮＩＡＩＤ（アメリカ国立アレルギー・感染症研究所）の所長です。ＮＩＨは研究所で、ＣＤＣは感染症などの病気の疫学調査をして、検査や治療のレコメンデーションを出すんです。ＣＤＣもＮＩＨも政府機関のうちのひとつですが。今回は、ＣＤＣもＮＩＨも初動が遅れました。ファウチ先生自身、最初の戦略は間違いだった、ということを認めています。

香山　それがアメリカ国内の死者数が10万人にも及ぶ結果を引き起こしたということですか。

徳田　はい、ファウチさんがいいところは、間違いをちゃんと認めているところです。やっぱり初期対応が遅れたというのは認めますと。

香山　トランプ大統領は自分と意見の違う人はすぐに切ることで有名ですが、さすがファウチ先生のことまではそうしないですよね。

徳田　そうなんですよね。サイエンスをエビデンスベースドで語り、透明性を保って、自分の考えとその根拠を述べる。そして自分の誤りを正直に認める。そこが信頼できる。リーダーが信頼にたる発言をすると人々はついていくと思うんですね。

香山　誤りを認めて修正できるほうが国民も信頼する、というのが大事ですよね。誤りだったと認めた時点で「もうダメ」と国民にそっぽを向かれるのではなく。

徳田　そういうところを日本の指導者層も学んでほしいと思います。信頼されているリーダーが、きちんと語っているのかというところですよね、その辺が重要かと。

香山　そう、ドイツのメルケル首相などは、とても誠実な言葉でロックダウンの必要性などについて演説を何回かされている。

徳田　そうなんですよ。女性リーダーの支持率が今回上がっているんです。ニュージーランド、台湾、いずれも女性リーダーですね。

■スウェーデン方式と民主主義の危機

香山　スウェーデンも最初はやっぱり集団免疫を獲得するまで放置するみたいな話でしたけれど、それもちょっと変わったんですかね。

徳田　そうですね。スウェーデンはまたスウェーデンらしい市民主義ですよね。ロックダウンせずに、個人個人の責任感でやってくださいという独自の戦略でやっていますから、おもしろいですよ。それにきちっと従ってされているという。そういう意味ではスウェーデン方式というのも我々は、見習うことができると思います。というのは今、デモクラシー、民主主義の危機であると言われていますよね。このパンデミックの状況で、強権的な政権がより強権的になって、民主主義を抑圧するのではないかという心配です。

香山　自粛要請というのは一歩間違うと人権侵害になりかねません。外に出るだけで罰金だとか、インドみたいに警察が外出した人をこん棒で殴ったりしています。

徳田　そうですね。歴史学者のユヴァル・ノア・ハラリさんなんかは、ウイルス以上に強権主義政府のほうが脅威だと言っていますね。というのは、こういうふうに強権化した政権はいったん得た権力は手放さないということが、過去の歴史からわかるというのです。歴史として、過去何度も繰り返されていたということです。例えば今回、感染を十分抑制することができなかった場合に、政府が強権的になっていって憲法改正に結び付けられると、これはより深刻になる。

香山　憲法に緊急事態条項がないから自粛要請も半端なものになるのだ、感染対策のためにも改憲を、という意見もあります。

徳田　そういう意見に持っていかれないように、我々が自主的に感染対策をやる。そして政権を監視しないといけないですね。

香山　そうですよね。中国は国家の強権を発動して、徹底的に封じ込めをおこなうことである程度、早めに収束しました。監視カメラと顔認証システムにより、感染者の経路や誰が接触者かもすばやく同定できたそうです。そうなると、やはり個人情報もすべて国家が管理するのがよいのではないかという話になってくる。でも、そこにはやはり敏感にならなければいけないと思うのです。私も、病院に行くと体温とか体調を報告するわけです。もちろんこういう状況ですから文句など言わずにやりますが、考えてみると、自分の体温とか、体調とかの個人情報って、プライバシーじゃないですか。

徳田　そうです。

香山　例えば、きのう誰と会ったとか、何を食べたとか、全部それはあなたの健康管理のために必要なのです、と言われると、なんのためらいもなく明け渡す。今だから仕方ないのだとしても、じゃいつまでそうするの、という話です。そのうち性的な接触についても知らせてください、となるかもしれません。そういうのも慣れてしまうと当たり前になってしまうのでしょう。そのほうが早期に感染者や接触者を発見して封じ込めできると言われたら、誰も断れない。でもそれで本当にいいのか、と考えたほうがいいと思います。感染した方も、「どこに行って誰と会って」と一時、かなりくわしく公表されていました。あれも当事者や身内にとっては苦痛だったと思います。

徳田　そうです。感染症拡大予防政策では、政府主導ではなく、例えば台湾とか、民主主義の国をモデルにして、それぞれの都道府県とか、地域で、みんなが合意の下でやるべきではないかと思うんですね。コンタクトトレース（接触者追跡）は、どうしてもプライバシーとのバランスが問題になるんです。どこまで自分が動いていたかという情報を全部明らかにするわけですから。

香山　誰とどこで会って何をしたか、すべて筒抜けになる。

徳田　そうそう（笑）。みんな言いたくないこともあるわけでしょ。

香山　アメリカも、一時はみんな「一大事」みたいな感じでおとなしくしていたけれど、5月になった頃から、「アメリカは自由な国だ、自由を取り戻そう」と反発するような動きが起きましたよね。「コロナは民主党の作ったフェイクニュースだ、だまされるな」などと言う人たちもとくにトランプ支持層にいたようです。

徳田　そういう意味では民主的におこなうためには「国にさせない」というのが大事だと思う。都道府県にやってもらう。例えば沖縄なら県知事の玉城デニーさんが、先頭に立ってみんなと一緒にやっていこうみたいな、そういう感じですね。

香山　ただ、それも行き過ぎは危険です。徳島県で、徳島以外の人は入ってくれるなということで県外ナンバーの車をチェックしたり、県内在住の人には車に貼るステッカーを配ったり、県外の車が嫌がらせされたりなどということもあったとか。そうなってしまうといくら住民の自治であっても問題ですね。

■抗体検査について

徳田　抗体検査（＊）が出てくると変わってくると思います。今少しずつ抗体検査の結果が出てくるようになりましたけど、その抗体検査で防御抗体であることが確認されるようになれば、徐々に今後の戦略が見えてきます。

＊抗体検査……体がウイルスに打ち勝つと、ウイルス物質は消えてしまうが、免疫系はそのウイルスと結合して排除するように働く抗体を作る。それを検査すると、感染して回復した者を調べることができる。

香山　今後の戦略のことも、考えていかなければならないわけですよね。
徳田　今は、抗体検査は出口戦略の一つとしていいのか、というのがまだわからないですから。
香山　ＰＣＲ検査っていうのは、いまコロナウイルスそのものが体内にあるかどうかを診る検査ですよね。いま徳田さんが言われた抗体検査というのは、また違う種類の検査になるわけですね。
徳田　抗体検査は、感染したこと、がわかるんです。いったん感染しても、治る方が多いですよね。すると免疫ができる、それが何カ月続くかわからないけれどもしばらくは続くだろうと言われています。今ある抗体検査で、それを見つけることができるんじゃないかと言われているんです。
香山　抗体検査のほうがＰＣＲ検査よりも気軽にできるのですか。
徳田　はい、少量の血液を用いて、検査キットですぐに判定できますから。
香山　抗体検査をしたら、発症しなかったけれどいつのまにかコロナに感染していたことがわかる人もいるわけですね。
徳田　そうなんですよ。ただし、今問題になっているのはその検査精度と免疫のエビデンスです。精度は検査製品によってかなりばらつきがあります。ＷＨＯもまだ、抗体の存在を免疫のエビデンスがあるとして認めていないんですね。ＷＨＯに認められるようなエビデンスが出てきたらの話ですが、それを使って、「免疫パスポート」というような形で、過去にコロナにかかったことがあるという証明ができる可能性がある。
香山　一度かかって回復した人が、私はもうコロナ済みました、といったバッジをつけるようなことですか。イギリスではそういう動きもあったようですね。
徳田　そうそう。そういう方は社会活動ができる。理論的には、免疫ができれば、もうコロナにはかからないですからね。
香山　ただ、コロナは再感染があるんじゃないかって言われていますよね。
徳田　ええ、その辺のところがまだ、サイエンスとしてわかっていないんです。再感染も、いったん治ってウイルスが排除されたと思われたケースも、途中でおこなわれたＰＣＲ検査が陰性になったこと自体が、検査の精度のせいで、偽陰性じゃないかとかなり言われています。また、臨床的に治癒傾向の患者さんのうち、検査で陽性が出続けるケースでは、ウイルス遺伝子の破片を検出している可能性が高いと言われています。そのため、６月からは隔離解除の条件にＰＣＲ２回検査陰性の条件がなくなりました。さらには、いったん回復した方々の血漿《けつしよう》製剤が、治療に有効である可能性が言われているんです。これも感染後にいったんは免疫ができる証拠と言われています。

■回復者血漿療法について

徳田　回復者血漿です。免疫グロブリンというタンパク質が含まれる血漿。それを重症の患者さんに注射する。その回復者血漿療法（＊）に効果があるだろうということで、中国で最初におこなわれて、今、日本でも限られた施設でおこなわれているようなんです。

＊回復者血漿療法……回復した人の血液を遠心分離器にかけ、上澄みの血漿を患者の静脈に注射する。血

漿の中にはガンマグロブリンというタンパク質があり、この物質に含まれる特別特異抗体がウイルスに結合しウイルスを排除する。

徳田　その回復者血漿療法の効果もありますし、免疫がある程度の期間できるということがわかれば、少なくともワクチンができる前の段階としては、抗体検査によって自由に社会活動ができる人たちが、だんだん増えてくると思うんです。

香山　まだ抗体のない人はこれから感染する危険性も高いから、活動は控えめにしておいたほうがいいという目安ができるわけですか。

徳田　はい。抗体検査をまずやるべきなのは、医療従事者だと思います。抗体検査で免疫の有無がわかるというエビデンスが出たら、その瞬間からやるべきです。医療従事者はすでに感染している可能性のある人がたくさんいますから。

香山　実際に私の知人のクリニックでは、その抗体検査キットを取り寄せて職員におこなったそうです。医師は2回やって陽性だったので自分は感染したかな、と。そして、職員で抗体がないようだという人は、なるべく患者さんとの接触が少ない業務についてもらっているそうです。でも、それがどの程度、信憑性《しんぴょうせい》があるかわからないと、またおかしな差別につながるのではないかという心配もありますが。とはいえ、まずは医療機関での実施は必要ですね。

徳田　はい。たぶん今後はそうなると思うんですけど、まだ防御抗体であるかの確たるエビデンスがなく、ＷＨＯもお墨付きを与えてないので、まだそれは待ちの状態だと私は思っています。

それがクリアされたら、これはかなり強力なものになる。これである程度リスク評価ができるようになれば、今後の戦略が見えてきます。また、その時に決定的な役割を果たすのが、早期診断、早期治療だと思うんです。早期に診断することによって、特にリスクの高い方々、高齢者、そして基礎疾患のある方々を治療する。そのとき、実は日本にも治療薬開発が可能かと思うんです。

香山　日本にも、というのはどうしてですか？

徳田　というのは、いくつかの薬剤が日本で作られています。早期診断、早期治療に最も適しているのは内服薬なんです。注射ではない。入院しなくてもすぐ投与できる。目の前ですぐ飲んでいただければいい。もちろん、臨床試験での効果の証明が必要ではあります。

香山　なるほど。ＰＣＲ検査は結果が出るまでに何日かかかってしまうこともありますからね。

徳田　そうなんです。ＰＣＲ検査を迅速におこなって、その結果ですぐに（効果が証明された）薬剤を投与できる体制を整えるというのが、最低条件なんですね。抗ウイルス薬早期投与のランダム化無作為臨床試験を、最初からやるべきと思います。日本は、世界中の人々を助けることができる可能性があるものをもっています。

■緊急事態における医療体制

香山　今回、徳田さんとお話ししたいと思ったのは、何度も繰り返すようですが、私自身が2月から3月にかけて、コロナがどこか他人ごとだと思っていたり、認知バイアスのゆがみから検査は増やさなくていいと思っていたりした時期があったからなんです。

私にハッと気づかせてくれたのは、精神科外来で長い期間診ている患者さんでした。「熱が下がらない」と不安そうに電話してきて、「これは検査してもらったほうがいいね」という話になったのですが、いくら保健所に電話してもつながらない。やっとつながったと思ったら、「渡航歴は？　ない？　じゃ、あなた違います」と言われて、検査にたどり着けない。では、と医師の私から頼もうとしてもやっぱりつながらない。その人は身体的な基礎疾患もあり、さらにひとり暮らしだったため、相当私もあせりました。幸いにしてその人は検査を受けられて、陰性だったのですが、そうやって「自分の患者さんが必要なのに検査ができない！」という経験を経て、はじめて「これなんなんだろう？　おかしいじゃないか」と気づけたのです。患者さんに教えられました。

徳田　本当にそうですよね。

香山　最初本当に「何が起きているんだろう」と混乱しました。私たち医師ってこれまで、レントゲン撮ろうと思って伝票書いて放射線技師さんに頼めばレントゲン撮ってもらえるし、採血しようと項目をオーダーすれば看護師さんが採血して、臨床検査技師さんが分析して結果をリポートしてくれるわけじゃないですか。そうやって指示を出して誰かにやってもらうのに慣れていたので、自分がオーダーしようとしてもできない、「できませんよ！」と強い口調で断わられるという経験があまりなかったので、こんなことがあるんだ！　って一種のカルチャーショックでした。これまでいかに甘えてきたか、ということでもありますが。

徳田　こういう事態っていうのは、我々も今まで経験ありませんので、本当にみんなたいへんな精神状態になってしまいました。

香山　徳田さんは署名を集めてくれたり、声明を出したり、テレビで発信をしてくれたりしています。ではほかの医療者はどうか。私など今になってやっと「あれはおかしかった」などと言っているわけです。そういう医者も増えてきているとは思いますが。

この「おかしなことが起きていた。いまも起きている」というのをもっと大きな流れにするために、何ができるんですかね。いまは大学の生物学系の研究機関や研究者の人たちでも、「僕たちやります」「PCR検査の装置があるので、やらせてください」ということを声に出している人たちもいます。ところが、医者の中でも「いや、これはすごく高度な技術だから君たちにはできるわけがない」みたいなことを言う人がまだいます。なぜ多職種、多分野で協力しあってこの人類の危機に立ち向かえないんだろう、って。

徳田　そうですね、私はエンパワーメント（権限委譲）かなと思う。一人ひとりを説得していく。なぜこれをやるべきなのかということを、いろいろな手段を使って。それをみんながやるようになれば、どんどん広がっていく。これは、みんなのためにやるということですから、必ずみんなにわかってもらえると思います。

香山　そうですよね。でも一方でこれは急ぐ話でもありますよね。ゆっくりみんなに伝えていって、何年後かにはという話じゃなく、今とにかく何とかしなきゃという問題なので、それが気になる。時間的なリミットもある話です。

徳田　フェイスブックの話も出ましたけれど、ツイッターもそうですが、個人が発信できるいろいろな手段が今はあります。もし、それがない時代だったら、私が沖縄から発信することはできなかったですよ。

香山　なるほど。世界の人たちとも一緒にできますしね。

徳田　はい、そうなんですよ。

香山　今回、まだ振り返るのはちょっと早いですけど、ほんとに医療従事者じゃない市民の人たちの経験に基づく知恵を改めて思い知りました。医療従事者のほうが、「いや君たちは現場をわかってないから、医療崩壊っていうのはたいへんなんだよ」「ICUっていうのは何床しかないからとても多くを受け入れられず」などと言いがちだけど、「そんなことより検査してほしい」とか「早期発見したほうがいいに決まってるじゃない」という素朴な一般市民の方たちのほうがずっと正しいことを言ってたんじゃないかなと、何度も思いましたね。

徳田　本当にそうですね。

■「医療崩壊」は本当か？

香山　ＰＣＲ検査が増えないのはなぜか。第一話で、「検査を増やすと医療崩壊につながるのではないか」という意見が医者側からも出てきたという話が出ました。それはいつからどんなふうに出てきたのか、検証してみたいと思います。２月25日に、政府が基本方針を発表していますが、その中に「感染への不安から帰国者・接触者相談センターへの相談なしに医療機関を受診することは、かえって感染するリスクを高めることになる」「風邪症状が軽度である場合は、自宅の安静・療養を原則とし」など受診を控えるようにすすめる文言が織り込まれています。その頃から「医療崩壊を防ぐために」といったフレーズがマスコミでも見られるようになりました。

徳田　はい。検査をすると患者が増えて病院のベッドがいっぱいになるというロジックですね。

香山　ではこれが一体どこから来たのかというと、どうも２月24日の専門家会議（新型コロナウイルス感染症対策専門家会議）からのようです。「首都圏を中心とした医療機関の多くの感染症病床は、クルーズ船の対応ですでに利用されている。感染を心配した多くの人が医療機関に殺到すると、医療提供体制がさらに混乱する恐れがある」そして「医療機関が感染を拡大させる場所になりかねない」と、２月24日の時点で専門家会議が、警鐘を鳴らしているわけですね。

徳田　なるほど。クルーズ船とリンクしていたのですね。

香山　ダイヤモンド・プリンセス号が2月3日に横浜港に入港して、このころには船内で2週間を過ごした乗客約1000人の下船が終わっていたと考えられます。その前に、船内で症状が出るなどして検査で感染が確認された人たちは、あちこちの医療機関で受け入れられ治療がおこなわれていました。下船後、検査を受けて陽性がわかった人もいた。つまり、首都圏の病院はクルーズ船の人たちでいっぱいだということで、これ以上、危険をあおると多くの人たちが医療機関に来てしまう。そこで医療体制をなんとか守らなければならない、という危機感があったのでしょう。クラスター対策班の人たちを中心に、専門家会議からは「病院がクラスターになりかねない」というような発言が出た。直接に「医療崩壊」という言葉は使っていませんが、たぶんこの会議の報告を受けて、26日に政府は「医療崩壊は防止しなければならない」と言うに至ったのではないでしょうか。あくまで推測ですが。

徳田　そうですか。クルーズ船から700人の感染者が出て、無症状の人も含めて、全員入院させたからですね。隔離のためのホテルを借りる、または一時的な隔離施設を作るというのではなく、ベッドがいっぱいだから検査を受けないで、ということではパンデミックに対応できませんね。

香山　その後、「医療崩壊」という言葉は、いろいろなところで出てきています。たとえば、3月12日の「夕刊フジ」という夕刊紙。〝韓国・イタリアは医療崩壊しているんだ〟として、でかでかと「医療崩壊地獄」という表現を使っています。記事を読むと、医療崩壊が起きた理由として、これらの国では「無防備なＰＣＲ検査」がたくさんおこなわれているからだと書かれています。このようにして「検査すると医療崩壊が起きるんだ」という図式ができていったわけですね。
でもそれはまったく事実ではなかったことが後にわかります。韓国は非常にたくさんのＰＣＲ検査を率先しておこないましたが、医療崩壊は起きていなかった。大きなクラスターが発生しましたが、とりあえず第一波の抑え込みには成功します。それにもかかわらず、政府の発表、そしてマスコミの報道により、３月の初めころには、多くの国民の中に「検査イコール医療崩壊」という結びつきが出来上がってしまったと思うんですね。

徳田　今回のパンデミックでは世界中でデマ情報が問題になりましたが、「医療崩壊地獄」もデマですね。

香山　ＴＢＳの「ニュース23」も、３月16日にこんな報道をします。このころはイタリアでの感染爆発が目立っていたのですけれども、イタリア人のドクターがインタビューにこたえて、「イタリアで感染が広まった理由はＰＣＲ検査のためだ」と証言しているのです。そしてイタリアの悲惨な状況、たとえば患者さんが床に横たわっていたり、病室でもないところに簡易ベッドをおいてそこに寝かされていたり、医療者たちも防護服も足りない状況のなかで治療にあたっていたりする、といった映像が流れました。教会の中に棺が並んで足の踏み場もない、といった写真もずいぶん拡散されたと思います。そんな映像や写真のインパクトはすさまじく、３月の上旬から中旬にかけては、とにかく「検査をおこなった国はこうなるんだ、病院にいっぺんに人が集まるので感染者が増えるんだ、しかも感染者が増えるとこういうようにベッドも不足して医療が崩壊するんだ」という、その方程式がすっかり私たちに植え付けられてしまいました。

徳田　そうですねえ。感染症専用のベッド数には制限があるので、それを超えたら医療崩壊ですよという。これは医療提供制限です。隔離のためのホテル借り上げ、そして隔離専用施設をつくるという発想が政府にはなかったのですね。

香山　実はもうこのあたりから、「それは間違いではないか」と警鐘を鳴らしている人もいました。しかも、ベテラン医師ではなくて、一般の市民や若手研修医などの中にです。私がツイッターで注目しているある研修医は、3月の早い時期にこんなことを言っています。概略だけ話しますね。「本当に怖い医療崩壊、それは検査を渋ることで入院患者の中で集団感染が起きて、病院職員も次々感染、市中感染もどんどん拡大することだ。コロナではない人たちが検査を求めてたくさん病院に来て医療崩壊が起きるのではない」といった内容です。すごいでしょう。

徳田　この時点でこれはすごい。実際に、その後そうなりましたね。

香山　冷静に科学的に考えれば、あるいはメディアに踊らされることなく自分の健全な直感に従って考えれば、はじめからわかることだったわけです。そのあと、新規入院者には全員PCR検査施行、といった方針を全国の病院が4月の末頃になって打ち出しますが、それより2か月も早くこんな発信をしていた若手がいる。

徳田　優秀な研修医ですね。こういう研修医は、ふだんから丁寧に患者さんを診ていると思います。一人ひとりの患者さんを一生懸命診ている間に、自分の頭で考える。この患者さんがもし感染していて、検査と隔離をせずに感染が広がったらどうなるのかとか、病院がいっぱいになる原因とはどういうことなのかとか。

■ＰＣＲ検査が感染拡大をまねくという「神話」

香山　ところが、こういう声はあまり大きくなりませんでしたね。３月11日には、ソフトバンクの孫正義さんが、「ＰＣＲ検査の機会を無償で提供したい。まずは１００万人分」というツイートをしていますが、ちょうどそのころは、先ほど言ったように検査をして韓国やイタリアは医療崩壊したんだという声のほうが大きくなっていました。そこで、この発言にもたいへんな批判が殺到したので、孫さんはすぐ後に「評判悪いから、やめようかなぁ」と言って、検査キットの無償提供案を取り下げてしまいます。そのあとも孫さんは医療現場への防護服やマスクの提供をしてくださり、頭が下がります。いずれにしてもこうして、３月の初めの時点で「もっと検査をしたほうがいいのでは」という声や動きもあったのに、「検査すると医療崩壊」という声にかき消されてしまったわけです。

徳田　はい。孫さんのアイディアと積極的な行動はすばらしいですね。パンデミックに対して医療をどうするかを皆で議論する上で、重要な役割を果たしました。今回の検証であきらかになったのは、そのアイディアは正論でしたということですね。

香山　４月18日には日本感染症学会の学術講演シンポジウムがオンラインで開かれて、一部は会員以外も視聴可能でした。そこで専門家会議のメンバーでもある微生物学者の押谷仁《おしたにひとし》東北大学教授が、「クラスター解析から　COVID-19の疫学と対応策」というテーマの発表をおこないました。そこで提示されたスライドには、「ＰＣＲ検査を求めて人々が殺到する」と言いたげな、影絵の群衆が手を振り上げてまさに押し寄せるようなイラストも使われていました。なんだか暴動が起きるかのような絵ですよね。４月の半ば時点になっても、専門家会議のメンバーでクラスター対策班のメンバーである人が、一般の市民に対してこういうイメージを抱いているんだ、検査を解禁にするとこうやってわれ先にと大声で叫びながら病院に押しかけると思っているんだ、と悲しくなりました。一部の人たちはこれを「典型的なエリートパニックだ」と解釈していましたね。いわゆる知的なエリートたちが、一般の市民たちのことを恐れて、自分たちが対処できないことが起きたときに必要以上に恐ろしいイメージを抱いてしまう。とにかくこうやって群衆が検査を求めて押し寄せる状況になったら、もう医療は崩壊、そしてここがむしろクラスターになりうる、だから検査はしないほうがよい、という説明でした。

徳田　まるで神話です。そして、パニックになっていたのはむしろエリートだった。検査を求めて患者さんが暴動するという考えは、患者さんへの共感と思いやりが欠如していると思います。

香山　その通りです。私が強調したいのは、２月の下旬になぜか出てきた「ＰＣＲ検査は医療崩壊を招く」という図式が、４月の時点でもまだ専門家会議の共通認識だったということです。どうしてそこから抜け出すことができなかったのか。こうなるともう、感染症の話というよりも、いま徳田さんが言ったような「神話」というか、むしろ心理学的、社会学的な話になるのかもしれないですけれども。逆に２月、３月の時点で気づいていた人たちもいるというのに。

徳田　一般の方も結構気づいていましたよね。パンデミックでの専門家からの情報は命にかかわるので責任は重大です。そのような局面での神話はフェイク（偽物）ですのでファクトチェック（事実検証）の対象です。あらゆる分野の専門家がそろっている集合知がチェックすると強い。

香山　たとえばこれらは、医療従事者ではない市民のツイートです。いずれも4月のものですがちょっと読み上げますね。「政府も厚労省もパニックで機能停止している。日本だけ被害が少なくてもデータの整合性が取れていないのではないか」「クルーズ船の水際作戦、感染経路不明者を放置し」「有効な戦略もリーダーもなく、何よりこんなだから感染者数などの正しいデータもない。有効なデータ無くして先々の予測ができるのなら、政府は予言者だな。私は正しいデータを知りたい」。

徳田　そうですね。少人数のエキスパートグループの発言に対してファクトチェックとなっていますね。

香山　一般の方の率直なというか素朴な声のほうがむしろ的を射ている。

■検査漬け大国・日本とChoosing Wisely Japanの取り組み

徳田　仏教で言われる「直観」ですね。臨床推論でシステム1と呼ばれる直観的な診断です。ほとんどの場合正しいです。一連の流れを見ると今回の感染症にかんしてだけは、いわゆる日本の専門家の方々の対応が、今までの感染症や病気に対するものとまったく逆だなと私は思ったんですね。日本はもともと検査好き大国で、画像検査もそうですけど、血液検査も外国のドクターだったら絶対こんな検査をやらないだろうという検査をとことんまでやるし、学会もそれをどんどん推奨する。今までずっとそうでした。それがあって、私たち、Choosing Wisely Japan というのを立ち上げて、Choosing Wisely キャンペーンを始めたんです。

香山　それはどういったものですか?

徳田　これはアメリカで最初に立ち上げられて、今は世界の先進国を中心に20か国以上で広がっている国際的なキャンペーンです。医学的に必要のない検査は控えましょうというキャンペーンです。Choosing Wisely、そこの Japan 支部という意味です。

香山　なるほど。私たちも臨床の場で診断をつけるために、問診や身体診察もそこそこに、ルーティンのように血液検査をセットでオーダーして、レントゲンやCT、場合によってはMRIまでまずおこなってしまうことがありますよね。

徳田　京都のプライマリケア・総合診療系の小泉俊三先生が代表で、私は副代表として活動に参加しています。エビデンスに基づいて、検査や治療の介入をやりましょうと。有害なイベントを起こすリスクの高い不要な検査や治療は控えましょうということです。控えるべき診療行為を5つの文で箇条書きに「ファイブリスト」として各学会に挙げてもらうという提案をしています。

香山　ああ、それは大切ですね。精神科の外来でも「ここに来る前に内科に行ってきたのですが」と患者さんから、膠原《こうげん》病関係から遅発性アレルギーやらミネラルまでの膨大な検査データを見せられ、「こんなに検査づけなんだ……」と直接は言いませんが、驚くことがあります。さらにCTを繰り返し施行され、「被曝《ひばく》はだいじょうぶかな」と心配になるケースもあります。

徳田　しかしこれも、日本の学会はなかなか出してくれなくて、結局今のところ出ているのが、

ＩＤＡＴＥＮ（日本感染症教育研究会）という感染症の勉強会グループ。後は、Choosing Wisely Japan 医学生研修医委員会や救急医学の勉強会グループが出しています。

■検査はしなくていい……

徳田　ところが今回にかんしてはなぜか、学会も含めて、検査はしないほうがいいというんですね（笑）。これが、どうも理解できなかったんです。この態度、今までと違うんじゃないのと思いました。あれだけ検査好きで、感度、特異度に関係なくやっていた、インフルエンザの迅速抗原検査もそうですよね。

香山　はい。実は私も「ちょっと寒気があって体温が38度……」と言われた時点で、「じゃ、インフルもやっておきましょう」とすぐスワブ（綿棒）を取り出していました。〝あたりが出ればもうけもの〟くらいの感じですね。ひどいですね、我ながら（笑）。

徳田　私は特別な時以外、あんまり使っていませんでした。ところが、この新型コロナウイルスＰＣＲ検査にかんしては、最初からやるなと。

香山　インフルエンザの迅速検査は、患者さんにとっても、レントゲンのように被曝するわけではないし、スワブというか綿棒を鼻から咽頭に突っ込むだけだから、手術や採血ほどの侵襲性もないというので、「ちょっとまあ、やってみましょうかね」みたいな感じでお互い気楽にやりやすい検査ですよね。考えてみたらコロナのＰＣＲ検査だって、患者さんにとっては同じですよね。綿棒を鼻に入れて、という手順はインフルエンザとまったく同じ。こっちがガウンやフェイスシールドなどでものものしくしているだけで。
徳田　そうなんです。これは、最初に与えられた命題を刻み込まれたということでしょう。アンカリングバイアス、つまり先に提示された数字や情報がアンカー（船を係留する錨《いかり》）となって、認知や判断に影響を及ぼしてしまいます。これが、かなり強いメッセージとして頭の中に叩き込まれた。ある意味「洗脳」ですかね。
香山　今から見れば2月の終わりから3月の最初にかけて、意図的かどうかは別として、どうもそういう心理的操作がおこなわれていたと考えたほうがよさそうですね。
徳田　はい、しかも感染の報告者数があまり上がらなかった。そもそもは検査を抑制していたのが最大の原因でした。けれども、それが「日本はすごい、感染者が少ないから日本は成功している」と。国際的な感染拡大を比較するジョンズ・ホプキンス大学のグラフを見ても、日本は感染が広がっていないように見える。何度も何度も日本はすごい、優秀な国だというメッセージが出され、検査しないでやっているからこうなんだと、思ってしまった。
香山　そうですよね。そしてもうひとつここで取り上げたいのは、「37・5度が4日以上続いたらはじめて検査」というその基準です。ネット上でも、ツイッターにコロナ専門家有志の会（@senmonka21）という医師集団のアカウントがあって、そこからさかんに「まず4日間はとにかく家にいましょう（#4日間はうちで）」「お家で治そう（#うちで治そう）」というメッセージがハッシュタグつきで発信されました。
徳田　それはつまり、決定的な治療法がないからというロジック。

香山　そうなんです。検査に来ると医療崩壊が起きるし、そもそも検査で陽性だったとしても、相手は新型ウイルスだから、特効薬があるわけではない。だから、まずはあやしいなと思っても家にいるのがいちばんですよ、ということです。でも、このキャンペーンにも私はすっかり巻き込まれていた（笑）。実際の診察の場で熱発の患者さんが来ても、バックヤードで他の医師たちと「どうしたらいいかな」「でも4日続いてないんでしょ？　じゃまずは家で休んでもらうしかないんじゃない」などと医学的に根拠があるかどうかも確かめすらせずに、この「37・5度が4日以上」という基準を遵守していたんです。この従順さ（笑）。「コロナのPCR検査は感度が低いから陰性でもシロとは言えないし、だから検査の意味もあまりないんです」などと患者さんに平気で伝えていた時期もあって……。患者さんはそう言われても「はあ、そうなんですか」と納得しきれない様子でしたが、当然ですよね。転倒して足が痛いという人に「レントゲンを撮っても写らない骨折もあるんです。だから撮るのをやめましょう」なんて言いませんよね。

徳田　同じだから、っていう論理ですよね。しかし、その情報の発信者集団のなかには検査を抑制したいという気持ちがあった。

■武漢での対応について

徳田　実は武漢でも、最初はその戦略がとられていたんですね。軽症者は自宅で外出しないで休んでくださいという自宅隔離だった。ところがそれで家族内感染が広まったんです。家族内感染で膨大な数の患者さんが出てきたということで、結局、シェルター病院に入ってもらうことになった。シェルター入所者のほとんどの方が軽症者です。

香山　突貫工事で建てていた病院がありましたが、あれがそういうところなんですか。

徳田　はい、あれです。一部中等症の方のスペースもあったみたいですけど、かなりの方が軽症者です。というのは、「家でおとなしくいて人と会わないようにしてください、周りの人に感染させないようにしてください」と言っても、やっぱり難しいですよね。どこにも行かないでください、会社にも行かないでください、家族とも会わないでくださいと言っても、なかなか守れない。それでシェルター病院での保護隔離が徹底されました。

香山　そもそもふつうの住宅で、トイレやお風呂などは家族と分けるなんてことできませんしね。

徳田　洗濯物もそうです。シーツとかリネン類ですね。そうしたものを通じて接触感染するわけですね。食事も一緒にすると飛沫《ひまつ》感染します。日本の病棟内感染でも、医療者が共同で食事をしたスペースで感染したケースもありました。医療者でも予防できないような食事中感染の予防にかんしては、一般の家庭内では難しいと思います。それに会社には会社のカルチャー、サラリーマンカルチャーというのがありますから、熱が下がったらもう出勤しようとなる。2日3日で熱が下がったら37・5度4日間の基準に達してないんだから、自分はコロナじゃないなと自己診断してしまうんです。もともと感染しているかどうかの可能性にはまったく関係のない基準でした。しかし、コロナの可能性の診断ルールとなって一人歩きをしてしまった。

香山　実際には検査で陽性になった患者さんには、「熱が出ても1日か2日で1度下がる」というケースがけっこうあった印象です。

徳田　そうなんです。そもそも熱が出ていない人のほうが実は大多数なんです。症状のある方でも7割は熱はない、というくらいですから。この「37・5度以上の熱が4日以上つづく」4日ルールという目安が、あまりにも強調されすぎた結果、受診抑制が相当かかりました。37・5度以上4日間については、厚労省は受診の目安といっていましたが、実際には保健所が検査を断るためのアルゴリズムの基準として使用していました。厚労省は後になって「それは誤解だ、4日を超える場合には必ず受診をしてくださいという意味であった」と言っていましたが、しかし、事実上、その基準が検査抑制のための保健所ルールでしたね。

香山　でも日本人って、とても従順というか規律正しいというか、そう言われると従って受診を差し控える。それどころか病院自体が医療崩壊につながるかもと言われて、ほとんどの病院で、コロナ以外のほかの病気の方も受診しなくなりましたよね。患者さんから電話がかかってきて、「薬が切れるから行きたいけど医療崩壊を招いて迷惑をかけるから」と言われ、驚いて「どうぞ受診してください」と言ったこともありました。

徳田　そうなんですよね。その後も受診減は続いています。

香山　もちろん感染が怖いというのもあるのでしょうが、その「病院に迷惑や負担をかけたくない」とがまんしている方も多い印象です。実際にその後、5月頃になって「ずっと調子悪かったのですが」と申し訳なさそうに来た方もいました。

徳田　本当に行かれないですよね。

香山　腎盂腎炎《じんうじんえん》、胆石、片頭痛などの方が初診で日常的に来ていましたが、それも来ない。

■日本の医療システムについて

徳田　さきほど、日本は検査好きという話をしました。しかし、日本の医療システムの、もっとも突出した特徴というのは、フリーアクセスです。国際的に見ても日本の医療システムはアクセスがいい。風邪かなと思ったら、もうすぐその日にかかりつけのドクターや近くのクリニックに行けますよね。ところが今、風邪はお断り、風邪だからこそ行けない、となってしまいましたね。

香山　さっきの感染症学会のスライドにあったような、みんなが「オレに検査をしろ！」とわーっと押しかけるどころか、事実はその反対になったと思うんですよね。「検査してほしい」と来る方ももちろんいましたけど、群衆になって押し寄せるというイメージとはほど遠かったですね。

徳田　医療現場を知らない方が作ったんじゃないでしょうか。

香山　イメージですよね。それがどこから生み出されたものなのか、その心理が別の意味で興味深いですけど。

徳田　病気で心配になり受診する患者さんたちを、病院に殺到する集団としてみなすことは医の倫理に反します。一人ひとりの患者さんにはこれまでの人生があり、生活や職場があり、病気を心配している大切な家族がいます。患者さんを集団扱いして数値化するのは良くないと思います。

香山　だれかがＳＮＳで言っていて、「そうか」と妙に納得した意見があります。感染症科の先生って、当たり前ですが感染症のエキスパートですよね。町中で「感染症科」と看板を出して患者さんを診るというより、特に大学病院などで術後の患者さんや内科入院中でなかなか熱が下がらない患者さんがいたとき、その主治医から求められて出動することが多い。そこで適切な抗生剤の使い方などを指示してくれる感染症科の先生は本当にありがたいのですが、一から患者さんを受け持って退院まで持っていく、という経験が乏しい。でも、その感染症科ならではのコンサルタントとしての性質が、今回の「検査を増やすと群衆が押し寄せて医療崩壊」のような誤ったイメージにつながったのではないか、と。

徳田　そうですね。今回の指定医療機関の担当医も、普段はかかりつけ医ではないので、一人ひとりの患者さんの人生、生活、職場、家族を把握する余裕はない。最初の受診先はかかりつけ医とすべきであって、かかりつけ医が検査適応も判断すればよいのです。

香山　この言い方がよいかどうかは別として、すぐれたワンポイントリリーフということですよね、とても頼りになる……。

徳田　そうですね。それは施設によると思うんですけども、大きな病院になればなるほど、特定分野においての専門知識で、指導やアドバイスをするコンサルタントになりますよね。特に大学病院なんかは。ごく少数の患者さんの入院は担当するかもしれませんけれど、多くの場合は、抗菌薬の使い方とかで、コンサルテーションを引き受ける。日本の場合、大学病院とか学会について思うのは、どちらかというと微生物学出身の方が多いですよね。ウイルス学とか細菌学とか。だから臨床感染症学とか感染症疫学のマクロな視点で考える背景を持つ専門医の方が少ないですね。

■感染症にかかわる臨床医について

香山　臨床に軸足を置いている感染症の医師って、日常的にはどうやって患者さんを診ることが多いのですか。

徳田　例えばですね、自分たちで問診と診察をして、感染症以外の疾患も含めた鑑別診断（症状を引き起こす疾患を絞り込むためにおこなう診断）ができる。発熱の患者さんの鑑別診断ができる。そして本当にこの培養で生えた菌が、これが原因菌の病気なのかというのを臨床的に判断できる。それを臨床感染症医はできます。鑑別診断をするためには発熱の原因となるほかの病気も知らなければならないですから。例えば、膠原病や悪性腫瘍、薬剤熱もあります。

香山　なるほど、たとえば発熱でも細菌やウイルスの感染が引き起こす疾患だけの知識ではなく、横断的に疾患を知らなければダメということですね。

徳田　この臨床的な感覚というのが大事だと思うんです。確かにウイルスそのものの性質をよく知っている人が専門家会議にいて、ちゃんとウイルスのことを説明してくれるのは大事だと思います。ウイルスの物理化学的な性質とかですね。だけどその感染症にかかった患者さんがどういう行動に出るのかとか、そういうのはわからないと思う。患者さんをよく診ている研修医のほうがよく知っていると思います。

香山　さっき紹介した研修医のような人ですよね。ある分野のエキスパートではないけれど、その分、患者さんそのものをよく見ている。

徳田　研修医を救急外来の先頭に立たせている病院が良い研修病院です。そういう病院でいちばん多く風邪の患者さんを診ているのは実は研修医なんです。しかもその研修医は、患者の立場に立っているんですね。

香山　それはよくわかります。患者の立場に立つのは意外にむずかしいですよね。私もときどき若手の臨床心理士のスーパーバイズを引き受けることがあるのですが、医者の私に話すとなると、すぐ診立てをおこない診断名を口にする人がいるのです。その人には、「診立てやカテゴライズはさておいて、その人が何に困っているか、ふつうに話してください」と伝えます。

徳田　医学生から医者になったばかりですから、気持ちの源泉は患者と医療者の両方です。患者の立場から医者の立場に移行する、移行期です。

香山　一般的に考えたら、医者になったからには、早くスキルアップして、エキスパートになるのがよいと思いがちですが、お話聞いていると違うみたいですね。

■シェアード・ディシジョン・メイキング

徳田　そうなんですよ。ベテランになればなるほど、もう自分たちが何でも知っているんだと、患者は何も知らない、という態度をされる方もいらっしゃいますよね。

シェアード・ディシジョン・メイキング（患者と医者の両方が医学的な意思決定プロセスに貢献するプロセス）は重要だと世界で言われています。しかし、それをやらない、やりたくない、という医師はベテラン層に多くいらっしゃいます。

香山　患者さんと医師が協力して、最良の治療法を決定することですね。徳田さんやほかの総合診療系の先生の本なんかにも、患者さんがいちばん知っていることがあるから聞いてみたほうがいい、と書いてありますよね。「あなたは自分で何の病気だと思いますか」と聞くと、意外にあっさりと正解が出てくることがあるんだと。

徳田　そうなんですよ。

香山　私もなるべくそうするようにしています。「あなたご自身では、その不調はどこから来たと考えますか」と。原因不明の腹痛で検査をしてもわからない人に「自分ではどう思いますか」ときくと、「そういえば賞味期限が切れた牛乳を飲んだんですよ」なんて話が出てくることがある。「早く言ってよ」と思いますが、こちらが早く聞くべきなんですよね。

徳田　本当です。患者さん自身がいろいろな病歴を握っている情報源です。その情報源からどれだけ有益な情報を引き出せるかが臨床推論で最も重要であって、それができて初めて「7割は問診だけで診断できる」という根拠になっているんです。それをせずして最初から検査だけする、というのが最近の医療現場でよくある風景です。

香山　コロナも同じです。繰り返すようですが、2月や3月の時点で、患者さんの中に、「先生これ、なんだかふつうの風邪と違うと思うんですよ、どうも……」とか、おっしゃる方もいたんですよね。「インフルエンザは予防接種したんですよ」と言われたり、インフル検査をしても陰性だったり。そうすると、こちらは「まさかコロナ感染症では」とどこかで思いながらも、そうであってほしくないという正常性バイアスが働いて、一生懸命、ＥＢウイルスやサイトメガロウイルスの感染を疑って検査を進めてしまったり。でも意外と患者さんの言う、「これ、中国のほうで問題になっているアレなんじゃないでしょうか」というのが正しかった可能性もあるんですよね。

■政府の対応に求めたい「謙遜の徳」

徳田　そうです。ウイリアム・オスラー先生（1849〜1919）の言葉にあります。

Listen to the Patient.

Patient tells the diagnosis.

（訳注「患者があなたに診断を教えてくれるのだから、患者さんの話をよく聞きなさい」）

オスラー先生は100年以上前の、カナダ、アメリカ、そしてイギリスなどで活動した先生で、臨床医学の父と呼ばれています。「Listen to the Patient」とは、患者さんの話をよく聞いてください。「Patient tells the diagnosis」は、患者さんが診断を教えてくれる、という名言です。今でもそれは通じています。

香山　ええ。でも名医と言うと、「黙って座ればぴたりと当たる」じゃないですけどね、あの先生は名医で何でもすぐにわかるんだ、というイメージがいまだにありますよね。一般の人の中にも、医者の中にさえも。それでも私が医学生だったころのパターナリズム（父権主義）的な医療からは、ずいぶん変わりましたが。患者さんに検査の所見や治療方針を十分に説明し、同意を得てから進めていくインフォームドコンセントの考え方などが急激に普及しましたし。でも、いま逆にこれだけ医学が高度になって先進的になってきたら、また「患者には遺伝子治療とか分子標的薬なんて説明してもわかるはずがない」というムードも一部に出てきているのではないでしょうか。

徳田　そうですね。オスラー先生はほかにもいろいろ、すばらしいメッセージを残しています。その中に印象的なものがあって、「Grace of humility」という言葉があります。日野原先生は「謙遜の徳」と訳された。人間は誰でも間違うことがある。医師も人間なので、知らないこともたくさんある。

香山　謙遜の徳、ですか。とても日本語になじんだ言葉ですね。

徳田　いろいろな知識を新しく学ぶべき。それでも「謙遜」が重要ですと。他の人々が間違ったからといって、それを責めてはいけない。自分が間違ったと思ったら素直にそれを認めて、そしてそれを踏み台にまた、正しい道に進めばいいと、言われました。

香山　徳田さんは、『こんなときオスラー　『平静の心』を求めて』（共著、医学書院）という、オスラー博士の言葉を集めた本を出されましたね。

徳田　はい。そのオスラー先生の言葉「謙遜の徳」からみて、政府の対応はどうなのか、ということになります。

香山　その問題に戻りますか。話が核心に近づいてきた感じです。

徳田　私は責めてはいません。ただ、次の流行への対策のためにも、検証して次に生かしてほしいのです。

香山　「37・5度以上の発熱が4日以上続く」という「相談・受診の目安」にしても、あとになって「そうなるまで来るなと言った覚えはないのに誤解して受けとめられた」と国会で答弁した大臣もいました。

徳田　そういうケースで、患者さんがその「受診の目安」を信じて、あるいはそれを信じた医師に言われたり、保健所の職員の方に言われたりします。あるいは保健所に電話がつながらない、いろいろな理由で結局、自宅で最後の最後まで我慢して過ごし、受診できずに亡くなられるとか、緊急搬送されるとか、相次いでいます。そういうケースを見ても、これを変えざるを得ないという、自分たちの誤りがわかったと、気づいたと思うんです。謙遜の徳がほしかった。

香山　言った覚えはないとか、私たちが決めたんじゃない、とかいう誰が聞いても責任逃れにしか聞こえない言い方をしてしまうわけですよね。

■アカウンタビリティとは

徳田　認めたくないというか、認めないようにがんばるというのがありますね。間違いを認めないという残念なプリンシプル（原則）があります。

香山　そういう意味ではまだ民間企業のほうが、不祥事があったりすると、「すみませんでした」と経営者以下、幹部がみんな出てきて記者会見をして報道陣の前で頭を下げる、という慣習のようなものがありますが。それが良いかどうかは別として。でも確かに官僚の人たちが謝っている姿って、まず見たことないですもんね。

徳田　別に私たちは土下座しろと言っているんじゃなくて、なぜ間違ったかということをきちんと検証して、また同じようなパンデミック、これより怖い病気、感染症が襲いかかってきたときにどうするかということの学習材料として、今後に生かすのが大事じゃないですかと言っているのです。

香山　そうですね、その通りと思います。

徳田　そのためにはきちんとした検証をして、それをみんなに説明することをして、検証する必要があります。それが、本来の「アカウンタビリティ」だと思うんです。黒川清先生（医学者、日本医療政策機構代表理事）は、アカウンタビリティという英語が、日本では「説明責任」というふうに訳されているけれど、あれは間違いだ、とおっしゃっています。というのは、「説明責任」だと、説明をすれば責任をとったことになる。みんな説明して終わり、幕引き。検証せずに、今後にも生かされないおそれがあるわけです。

香山　そうですね。あるいは間違ったとされる人が何人か名指しされて、その人たちが何らかの処分をされて終わるみたいな感じですよね。辞任するとか報酬を返還するとか、次官など出世の道を閉ざされるとか……。

徳田　トカゲのしっぽ切り。本来のアカウンタビリティを果たしていない、と思うんです。日本の新聞なども、「説明責任」という言葉ではなく、カタカナで、「アカウンタビリティ」と書いたほうがいいかもしれません。

香山　なるほど。「韓国は医療崩壊した、イタリアはＰＣＲ検査をやったから感染が爆発したんだ」と2月や3月の時点でさかんに喧伝《けんでん》していたメディアも実はそうではなかったということを、きちんと検証して伝えるべきですよね。こちらもそれに対して、「だましただろう！　どうしてくれるんだ」と責め立てたいわけではない。ただ、そういった報道が医療現場までを含めた「検査は不要」という大合唱を生んでしまった、という責任は大きいと思います。

徳田　そうしないと、結局、自分たちは間違ってなかったんだと、自分たちの対策、戦略が間違ってなかったということがそのまま次に引き継がれてしまいます。すると第二波、第三波、第四波が、今後きたときにこれを繰り返すことになる。

香山　医療の現場では、だいぶそのあたりが変わってきていますよね。ミスを隠すのではなく、ミスの一歩手前で報告して共有することが大事。「インシデント事例」とか和製カタカナ語で「ヒヤリ・ハット事例」などは誰もが隠したくなることですが、いまはたくさん報告すると院内で評価される、といったシステムが作られているところもあります。そうしたほうが重大ミスが減る、というエビデンスがあるからです。

■医療安全とヒエラルキー

徳田　医療安全へのもっとも脅威となるのは「ヒエラルキー」です。例えば、ドクターが医療安全にかんして問題である行為をした、それを見たとき、ドクターに対してはドクター以外の職種の方は、あまり注意できないという実態があります。

香山　そうかもしれないですね。いくらチーム医療といっても、他職種が医師側に注意することはないですよね。医者はそもそも「先生」と他から呼ばれているわけですし。

徳田　例えば清潔操作をきちんとせずに、中心静脈ラインを入れようとしている。ユニバーサルプリコーション（＊）をしていない。マスク、手袋だけでなく、キャップもガウンも必要なのに、例えばキャップをしていない、ガウンしないというと、それはプロトコール（規定）違反です。

＊ユニバーサルプリコーション……患者の血管内に挿入するカテーテルを介して病原体が医療従事者に血流感染する危険性を減らすためにデザインされた、感染防御策を徹底的に実施する予防策

徳田　ドクターのそういう行為があったとき、例えばアメリカではナースにそれを止める権限が与えられているんです。日本ではそういうのはないですよね。ナースが注意することはほとんどできていないと思います。

香山　そうですね。研修医時代にはまだベテランのナースが「先生違うよ、それ」なんて言ってくれますよね。研修医のほうも「あ、ほんとだ。ありがとうございます」と、ちゃんとそれを受け入れています。そういう面でも研修医のほうが、フレッシュで、素直で、ちゃんとやれるのかもしれません。あと、私など女性どうしではナースも場合によっては事務職も関係なく、「先生、それちょっと困るな」「あ、ごめん！」などとフラットにコミュニケーションできているのですが……。医学部入試の男女差別問題が話題になりましたが、女性医師から男性の先輩医師に注意したり意見言ったりは、いまもほとんどできないのではないでしょうか。そういう意味では、「医師」で「男性」がお山のトップです。

徳田　ところが、今回の専門家会議はどうでしょう。あまりにも偉い方々で、それぞれの分野で頂点にいらっしゃる先生方が多い。いろいろ発言が変化していますが、その変わることに対して、おかしいと思っている先生もメンバー内にはいらっしゃると思うんですが、ヒエラルキーがあって、発言できていないのではないでしょうか。それは大本営もそうだったと思うんです。やっぱりヒエラルキーで上の人に対して、「これは間違いですよ」と、思っていても言えない。

香山　「裸の王様」じゃありませんが、むしろ子どものような純粋な目を持った若い人、若い研修医などのほうが、ズバッと「検査をしない、ちょっと違うんじゃないですかね」「やっぱり患者さんはみんな検査してほしいって言っていますけど」などと言えたかもしれません。でもそういう人を会議のメンバーにする、などということはありえませんよね……。

徳田　日本の会議では反論がほとんど出ないです。特に学会では、ヒエラルキーががっちりできています。上の間違いに気づいたメンバー自身は一つひとつの役職で縛られているから、ここでこういうことを言ったらまずいと黙っている。次からメンバー外されるんじゃないかと思う。村八分が心配になる。

香山　それはもちろんありますが、あの専門家会議に関して言えば、それ自体設置が遅かったですよね。「新型コロナウイルスに関連した感染症対策に関する関係閣僚会議」が発足したのが1月21日、1月30日からは「新型コロナウイルス感染症対策本部」となり会議が開かれるようになりましたが、メンバーは閣僚や官僚などでした。新型コロナウイルス感染症対策専門家会議が発足したのは2月14日で第1回の会議開催は2月16日。その間、最初の関係閣僚会議からはほぼ3

週間のタイムラグがあります。そのためもあって、私もそのときには一市民として「ああやっと専門家が集まってくれた！　この人たちが来たからにはもう大丈夫だ」とおおいに期待してしまった記憶があります（笑）。権威に弱いというか、それまで政治家と官僚だけの対策会議だったところに、感染症や疫学の専門家である大学教授、研究所の所長が登場した、というだけで「あとはまかせました！」という心境に陥ってしまった。

徳田　それはありますね。肩書でその人の専門分野やその経験値が推測できるというメリットはあります。ただ、おもしろいなと思ったのは、私は沖縄出身で、沖縄にずっと住んで、あと関東にも12年くらい住んでいました。とにかく沖縄ではあまり名刺を使わないんです。名刺はあるけど、あんまり名刺を使って形式的な面談やビジネストークをすることはない。まあ小さい島だからということもあるんですが、会社や病院でも上下関係があまりないんですよ。社長や院長とふつうの社員や医師が対等に話をする。

香山　それは知りませんでした。みなさんかりゆしを着ているので、服装で社会的地位を判断しにくいな、とは思っていましたけれど。

徳田　ヒエラルキーがあまりありません。会社もそうですけど、社会全体でそうですね。本土に出てきて思ったのが、まず、名刺をみて自分より上なのか下なのかっていうのを判断する。「自分は課長だけど、相手は係長、課長、または部長？」と心のなかでつぶやいている。相手の役職がわからないとなんだか落ち着かない人がいます。

香山　中国では長幼の序を大事にするので相手の年齢を気にする、と聞いたことがありますが、たしかに東京では名刺で相手を値踏みしますよね。私が生まれ育った北海道もわりとそのあたりはフラットでした。「みんな三代前はどこから来たのか、わからない人の集まり」という感じで。

徳田　最初に会ったときに自分より上の人なのか下なのかを決めたがる人がいます。私は別に相手が上か下か関係なく、「こんにちは」っていう感じです。いろいろお話をしたいと思っているんだけれども、そういう雰囲気だとなんだかぎこちないですよね。相手が名刺を見るときの眼でわかります。名刺をみて、例えば部長と部長同士だったら対等ということでほっとした表情をするけれども、自分が課長で向こうが部長だったら向こうが上だという眼をしている。

香山　そのことに関係しているかどうかわかりませんが、大きな病院のコロナ外来やコロナ病棟にも誰が行くか、ともめたところもあるらしいですね。いまは良い意味で医局制度も崩壊してきて、〝上の命令は絶対〟じゃないので、「じゃ、君がコロナ病棟担当ね」と指名されても「できません」と若手が言い出したり。

徳田　はいはい。「白い巨塔」の風景です。

香山　私はいまから35年近くも前に東京の私立医大を卒業し、北海道大学の精神科教室に入局しました。おそらく昔ながらの医局の雰囲気を味わった最後の世代です。当時は、教授が「来年からここ行ってください」と言ったら、札幌からはるか遠く離れた稚内や網走に黙って赴任しなければならない。家庭の事情も何も考慮はされないし、医局員も文句も言わずに従いました。でも、そのときに身体化された〝医局員精神〟はいまだに消えていないことを、このたび思い知りました。

いままた母校の私立医大に戻って週に1度、プライマリケアユニットで勉強させてもらってますが、コロナ対応でたいへんとなってきたら、「私でお役に立つことならなんでもします！」と自動的にからだが反応して言っちゃうんですよ（笑）。「医局の一大事なんだから何かしなければ」と馳《は》せ参じるなんて、なんか江戸時代みたいです。一方、子育て中の若い先生などは、感染を恐れていち早く「しばらく休ませてください」などと申し出ていました。どちらが良い、悪いということではなく。

■医療倫理とプロフェッショナリズム

徳田　そうですね、そのあたりの世代間の変化というのも興味深いですね。これは医療倫理に関係することです。つまりプロフェッショナリズムの教育。今回、欧米と日本では、医学生や研修医のコロナ診療に対する取り組みで、大きな違いがあると思うんですね。

香山　なんですか、それは。

徳田　というのは、ヨーロッパなどでは、医学生も、もちろん研修医もそうなんですけど、先頭に立って診療するのは当たり前だと。それはプロフェッショナリズムだという考えでやっている。研修医たちからそういう声が上がったんです。

香山　駆り出されて仕方なく、というのではなかったのですね。

徳田　ええ、研修医たちから、自ら行くべきだと。

香山　そんな動きがあったとは。

徳田　比較的若い人は、重症化リスクが小さいというのはありますけれどね。ヨーロッパのある国では、国家試験も免除で診療してよいとしました。そのくらい国としても医学生をサポートしていました。日本の場合は、医学生の臨床実習が、まだ不十分で欧米並みの病院での診療業務が可能なスキルまで到達していませんから、仮に医学生がコロナ診療を希望しても、参加するのはまず無理だと思います。しかし、医学生や研修医へのプロフェッショナリズムの教育が日本では十分おこなわれていないというのが、印象としてあります。

ただし、プロフェッショナリズムの強制はできないと思います。嫌だという人を強制できない。でも若手医師で、コロナの患者さんの集中治療をやりたいですという人たちもやっぱりいると思います。

香山　私の知っている若手医師の中にも、「こんな経験はもう一生できないかも」と率先して診療にあたっている人がいました。

徳田　そういう人たちをリスペクトして、ＰＰＥ（個人防護具）装着法をしっかり教育してあげて、やりたいと思っている若手を守ってあげるのが大事です。そんな若手をサポートしてあげるべきです。しかし、日本の医学部のプロフェッショナリズム教育では、いろいろな課題があります。

香山　そうですよね。私も若いとき、精神医療の世界で新しい試みをしたいと思って医局で話して、「10年早い。まずは基礎をしっかりやってください」と言われてあきらめたことがありました。もちろん、医療は一朝一夕で身につくものではないので、石の上にも何年、といった長い修業期間が必要なのもたしかです。でも、「やりたい！」とモチベーションが高い人のサポートもぜひやってほしいです。

徳田　一つ事例があります。福島の原発事故の時に、福島県内のある研修病院で、研修医の家族から電話がかかってきました。「被曝するから帰ってこい」と。その病院には研修医が20人くらいいました。研修プログラムとして有名な病院です。ほとんどの研修医が東京などの県外から研修に来ています。家族は東京などに住んでいました。そこで原発事故が起こり、メルトダウンの可能性があるという話になって、家族から病院の研修は中断して帰ってこいと連絡がありました。そこで、院内で院長や研修医長を含めたディスカッションを経た結果、最終的に研修医はみな実家へ戻すことになりました。

香山　悩ましい話ですね。家族としてはそう思うのも理解できます。今回もいっしょに働いている若いナースの中に、「実家から電話が来て、〝あなたの病院にも熱がある人が来るの？　しばらく休んでちょうだい〟と泣きつかれた」と話している人がいました。親としては、わが子の職業的使命感より命のほうが大切ですし。

徳田　はい。研修医長や院長、理事長、いろいろな人たちの配慮というか、若い人で被曝するとどうなるか、今後のことも考えたわけです。これ、今回のコロナと逆ですね。

香山　そうですね。被曝の場合は、一度、染色体などに影響が出ると、これから生まれる子どもにも関係してくることですし。

徳田　60代、50代のベテランドクターであれば、まあ同じ量の放射線被曝があったとしても、人生の中の年数での影響度というのは比較的小さくなるわけですから、そういう判断がなされたわけです。それもプロフェッショナリズムに関係することだと思うんです。

香山　そのとき、若手の研修医の中には、「やっぱりここに残りたい」と申し出た人もいましたか。

徳田　残りたいという人も、あまり強い意見ではなかったみたいです。ですから、病院は残さなかったみたいです。もし、研修医が強く残りたいと言って、ご家族もＯＫと認めた場合には残す、という選択肢もありましたが、実際にはそのようなケースはなかったと思います。

香山　そうですか。私だったらどうだったろうな……。私は「いましか見られないものが見たい」という気持ちが強いので、ここで働きたいと思ったかもしれないし……。いや、でも若かったらそうも言っていられないか。そこにさらに親から泣きつかれたりしたら、混乱して決められなくなるでしょうね。

徳田　大事なことは自発性ですよね。強制はいけないが、自発的に研修医が診療をやりたいと言った場合には安全性を最大限に管理しながら認めてあげる。

香山　ネットでは、上司からコロナ病棟を担当するよう指示が出ることを、若手医師たちが「赤紙が来た」と言っていました。

徳田　「赤紙」ですか。

香山　ええ。そういう人たちはたぶん、自発的に行きたいというのとはだいぶ違ったのでしょうね。強制的に駆り出された、という思いなんでしょう。戦争にたとえて「赤紙」と呼ぶことに、ちょっと違和感を覚えましたが、それくらいリスクがあるということでしょうか。

徳田　コロナの患者さんがいるＩＣＵで、完璧なＰＰＥで予防が常にできていればむしろ感染リスクはほぼゼロに等しいです。今回に関しては、サイレントの感染者があまりにも多いので、むしろコロナ疑いでない患者さんに対してＰＰＥを装着せずにノーマーク診療をするほうが感染リスクが高くなります。

香山　私はコロナ病棟にはまったくかかわっていなくて、コロナ疑い外来を設置した総合診療科にいただけなのですが、若手たちと「私たちの感染リスクはどうかな」といつも話し合っていました。「病棟医のほうが曝露するウイルスが多いから危険」と言う人もいれば、「こっちのほうがまだ診断が確定しない患者さんに個人防護具を着用せずに接するから危険」と言う人もいました。その中でひとりの若手が「オレたちは、病棟の先生のように重症者には接しないけど、長期にわたって軽症者のウイルスに薄く曝露しているから、抗体ができているのではないか」と言って、あまり科学的ではありませんが、みんなで「なるほど」とうなずき合いました。

徳田　そういうのもありますね。曝露量が多いほうが重症化のリスクが高いのではないかという意見もあります。ただ本当にきちんと防護具を完璧にやった場合は、リスクをほぼゼロにできる、ということがわかっています。

■医療従事者の感染リスク

香山　でも、そうやっていてもイタリアなどではドクターやナースもかなり亡くなったと。

徳田　やっぱりＰＰＥですよね。きちんとしたＰＰＥをそろえることが間に合わなかった。しかも、隠れ感染者がノーマークでした。交通外傷や腹痛、下痢、あるいは脳梗塞《のうこうそく》で受診とかいう人が、後でコロナだとわかった、という事例も多かった。隠れた感染者をコロナ感染者だと思わないで感染防御せずに対応してしまった。

香山　たしか先日も山で遭難して救助された人が、その後、コロナを疑ったという事例がありましたよね。他にも救急搬送の患者に疑い例や感染例がありそうです。

徳田　そうなんですよ。たまたま転倒して骨折した患者さんで、実は気分が悪くなる原因がコロナだったとか。そういう診療からの感染が、リスクが高いと思うんです。ノーマーク、それが恐いですよね。素手で手袋もせずに触ったり、手洗いもきちんとやらない場合があって、その時に感染しているんです。

香山　そう考えると、その人たちは転倒してたまたま病院に行って、たまたま検査をしてコロナだったのではなく、そもそも転倒の原因がコロナだったということですね。そう考えると思っているより感染が拡大しているのでしょうか。

徳田　広がっていますよね。また、コロナで血液凝固が亢進《こうしん》するということで、心筋梗塞を起こすというのがわかっています。

香山　若い人で、それまで脂質異常症などがなくても脳梗塞になることがあるということですか。

徳田　脳梗塞や肺塞栓症を起こしたケースの報告があります。心臓の心筋炎も起こすからそれで心不全も起こすし、不整脈も起こすし、いろいろな病態がありますね。

香山　感染者の約20％に皮膚症状が出現するとの報告もあります。「COVID　toe（つま先）」と呼ばれているようですが、しもやけのように足先が赤くなる人もおり、どうもコロナの本質は全身にわたって起きる微小血管の炎症ではないか、とも言われていますね。あと、プロ野球選手がそれを呈して急に有名になりましたが、においとか味がわからなくなるという特有の症状。

徳田　あれも嗅神経《きゅうしんけい》という第Ｉ脳神経の、ちょうど根っこのところに炎症が起こるということが原因ですね。このウイルスの実態が、完全に把握されていないのが、やっぱり感染リスクの原因になっています。院内では特にそうです。そう考えると、厚労省が当初出していた、受診の目安、すなわち「発熱または咳が続く場合にのみ検査します、それ以外の症状は検査の適応ではありません」というのは診断エラーの原因になりましたね。

■無症状患者と重症化リスク

香山　症状があって検査を受けられないという人がいる一方で、無症状の人で、とにかく心配だから検査をしてくれという人がいたこともたしかです。

徳田　私は、無症状だけど検査をしてほしいという人が来た場合、その人自身で感染を疑う理由があるのだ、と思います。原則として医師の事前診断で適応を判断して検査すべきと思います。検査結果がもし陽性だった過去の接触者追跡、最近どこに行ったかとか調べられるわけですね。隣近所とのかかわりはおろか、自営でお店をやっていたら風評被害のリスクもあります。いわゆる専門家が言われていたような、大勢の人々が大挙して「検査に殺到する」というのは日本では考えにくいわけです。検査して陽性だったときには、地方新聞には、性別と年齢、職業は何で、どこそこに行ったとか、報道されますよね。無症状でも検査を受けたいというのは感染を心配する出来事があったと思います。実は軽い症状があったかもしれませんし、本人は言わないまでも、感染が確定していた人との濃厚接触があったかもしれません。

香山　最初のころは、感染者の行動があまりにも詳細かつ具体的に報じられていました。それはそれでプライバシー侵害の可能性があると思うのですが。どこのスポーツジムに行ってそのあとどこで何を食べて、それから三味線教室に行った、というように。微に入り細に入り公表されました。

徳田　だからむしろ、自分はコロナに感染したのだろう、と思っても受診に行かない人が数としては日本では圧倒的に多いでしょう。

香山　それはそうでしょうね。私がかかわった「SNS心の相談」でも、「感染しました」という相談はほぼなく、「私も公表されたスポーツジムに行った。検査を受けるべきか。でももし陽性ならああやって行動がすべて公開されるのか」という相談が非常に多かったです。もちろん、それ以上に多かったのは、「感染したかもしれないから、検査を受けたい。でも電話がつながらない」「電話はつながったが検査を断られた」というものでしたが。

徳田　ベースはそれがあります。政府はむしろ、人々に対して、自分がコロナに感染したと思ったら、つながる電話番号をちゃんと教えて「心配せずに連絡してください」と言うべきです。

「もしかしたらと思ったら遠慮なく連絡してください」というメッセージです。特にハイリスク者にかんしては、本当に重症化してから搬送されたら、効く薬も効かないし、ＩＣＵケアになり、ＥＣＭＯ《エクモ》まで使うと、それだけの医療的マンパワーと医療費を使っても、最終的に亡くなられる可能性も高いわけですから。そう考えると、早期受診をむしろ勧めるべきです。

香山　ただ、医者の中でも早期受診には意味がない、と根強く言っている人がいます。基礎疾患がある、高齢といったハイリスクは別にして、だれが重症化するか、結局のところはわからないんだからと。病院にいようが軽症者施設にいようが、極端に言えば自宅にいようが、急に呼吸困難が起きて挿管して人工呼吸器が必要になるケースは、予測がつかない。治るものは自然に治るし、悪化するものはどうやっても悪化する。

徳田　確かにそういう意見がありますね。しかし、重症化リスク因子については最新の研究データが、どんどん出ています。1月の時点ですでに中国のデータが出ていました。2月になると中国から大量の論文データが出ました。3月から4月になると欧米のデータも出てきました。重症化のリスクの高い人は、直ちに来てください、というべきです。日本には、内服の抗ウイルス薬があり、早期投与の効果をみる臨床試験もできますしね。

香山　アビガンですね。

徳田　はい、いま臨床試験やっていますね（その後発表された臨床試験データにてアビガンの有効性は認められなかった）。投与遅延ケースだけのデータだと効果は出ない可能性が高いと思います。抗ウイルス薬は早期投与が原則ですので。

香山　それは、まだＰＣＲ検査の結果が出る前からの予防的投与ということですか。

徳田　そう。検査前確率が高ければですよ。ＰＣＲ検査拡大ができないのであれば、発症から2日以内に臨床診断でも投与するなどの早期治療戦略の効果を調べる研究をむしろ導入すべきだった。治療薬をきちんと検証して重症化予防をおこなって、死者数を減らす。そうやって病院における医療負担を減らすことを目指せばよかったですよね。

■治療に関するガイドラインは

香山　そういった治療のガイドラインのようなものは、すでにできつつあるんですか。

徳田　いや、今はまだ治験段階です。治験でしか認められていませんから、使う時はその患者さんのインフォームドコンセントを得て、臨床データを登録して、倫理委員会にかけてから、その承認を得ないと使えないということになっています。もちろん、インフォームドコンセントは必須です。また、催奇形性などの副作用のリスクもあるので若い女性では妊娠をチェックしないといけません。しかし、今回のコロナにかんしては検査もそうですけれども、治療にかんしてもものすごい制限がある。クリニックの医師の診療に制限があり、積極的な診療ができないということになってしまいました。病院での診療については支援策が実施されましたが、クリニックへの支援もお願いしたいです。

香山　あと、外来で発熱者に対してコロナを疑ってトリアージ（患者の重症度に基づいて、治療の優先度を決定して選別をおこなうこと）をすると、一般の診療点数に加算できるんですよね。それを取り忘れないようにと、ときどき事務から〝お達し〟が来ます。

徳田　ええ、それだけです。コロナの患者さんを診るのは、診療所や病院では赤字になるというくらいに言われています。パンデミックでは、病院、医療機関や診療所にどんどんリソースを与えて、資金的な援助もどんどんすべきです。ＰＰＥや人工呼吸器も国家的に迅速大量に準備する。医療現場を助けてあげる具体的な政策の実行、それが大事ですよね。

香山　あと、若い医師や看護師のなかでは、コロナを診ていて自宅に帰ると家族に感染させるんじゃないかということで、宿泊施設を探さなきゃいけない、という人もいます。宿泊施設の無償提供や宿泊費の援助も、いくつかの自治体で始まっていたり、ホテル側の協力があったりするようですが、全面的というわけにはいきませんでしたよね。

徳田　そうですね、沖縄県では那覇市や浦添市が、医療従事者用のホテルを提供し、あと、食事も無料の食事を送ってくれるというサポートをしてくれています。医療従事者をサポートする社会的運動が広がるといいですよね。

■沖縄県の状況、ＯＩＳＴとの連携

香山　沖縄では、保健所を介さずに医師の判断で検査ができるＰＣＲセンターはどうなっているのですか。

徳田　今、県の医師会と沖縄県が一緒になって協力して、各地区にＰＣＲのスワブ（綿棒）採取をできるポイント、テストサイトを作り動いています。

しょうか。

香山　患者さんの鼻にスワブを入れて、検体を採取し、それをどこで検査するんですか。県内で

徳田　検査は県の衛生研究所で今までずっとやっていて。でもそれは1日に100くらいがキャパシティーの限界ですね。そこで民間の検査会社に送るんですけど、ただ問題は、その会社は本土にありますから、検体を空輸しないといけませんし、結果がわかるまで最低2日間はかかります。

香山　本土まで空輸ですか。それはまた大がかりですね。

徳田　そういうことで、OIST（沖縄科学技術大学院大学）との連携があります。そこだと2000ぐらいはまずできます。マックス5000くらいできますよと言っています。

香山　OISTは沖縄のユニークな大学院大学で、たしか医学部ではないんですよね。生物学の大学院でもPCR検査ができるのですか?

徳田　はい、バイオロジーです。実はこのコロナのパンデミック宣言前から、OISTは独自にコロナの研究をスタートしています。抗体検査もELISA法という、精度の高い抗体検査を独自に開発していますし、自分たちでウイルス検査のための必要試薬などを手に入れて、PCRもできるようにしています。そこと組めるというのはけっこうアドバンテージがあって、今、一緒にやっているんです。臨床研究も一緒にやる予定になっています。今、プロトコールを共同で書いているところです。

香山　プロトコールの内容を教えていただけますか。受診して結果が出るまでは、何日間かかる

のでしょう。
徳田　４日以内です。
香山　それでも４日はかかるのですね。
徳田　ええ、厚労省から出た受診の目安が４日です。逆にそれを越える早期受診を促進するために、逆に４日以内というプロトコールにしました。
香山「あれ、おかしいな」「感染した人と接触したかも」と思って受診して、結果が出るまで４日間、というのは、それでもこれまでよりはずいぶん速いということですか。
徳田　ＯＩＳＴと一緒に組めば、遅くても翌日までには結果が出る、となります。早ければ当日に出る。これからは早期受診を促そうと思っているんですね。
香山　なるほど。たとえば「あれ？」と思って受診して即、ＰＣＲ検査につなげて結果が出て、そこからアビガンがすぐ投与できるようになると、コロナの治療も画期的に変わるかもしれませんね。もちろん、アビガンの有効性がどれくらいかという問題もありますが。でも、「37・５度が４日持続してはじめて検査を検討」では、ずいぶん治療開始まで時間がかかってしまっていますよね。
徳田　そういう受診の目安を政府が作ってしまったので、早期受診が達成できていません。我々としては、臨床的な検査前確率が高ければやりたいですね。抗ウイルス薬の早期投与による重症化予防ですね。
香山　ＰＣＲ検査もいっぺんには増えないとなると、たとえば沖縄がＯＩＳＴと組むように、これまでとは違う検査機関を開拓するなどして、少しずつ増やしていくしかないですかね。

徳田　そうですね。本気になって取り組めばできると思うんです。ヨーロッパの国々やアメリカも、韓国や台湾などと比べると、最初、出遅れました。その後、すごい勢いで検査数を増やしました。今、人口あたり検査数がいちばん多いのはアメリカですよね。

香山　Our World in Dataを見ると、6月7日には若干、順位は入れ替わっているようですが、いずれにしても日本の低さはダントツですね。ボランティアの集計によると、アメリカは1日に30万件から40万件の検査を実施している。それでも、ハーバード大学グローバル・ヘルス研究所は、「まだ足りない。1日に最低50万件は必要」と言っているとか。

徳田　はい。それだけ被害が大きかったというのがあるんですけどね。死者数が多かった。それで慌ててフル回転したということです。イギリスもすごく増やしています。ドイツは最初から、韓国・台湾モデルでやっていましたから、検査数が多いです。トルコもかなり検査していて、それで封じ込めていますよね。

香山　トルコは今回かなり積極的に検査を進め、早めにロックダウンをおこない、ちょうど日本の支援で作られてオープンした大きな病院も大活躍。また毎週、ひとり5枚の紙マスクを支給するなど、かなり対策をがんばったらしいですね。

徳田　やる気になれば日本もできると思うんですよ。そのカギは民間会社の活用と大学や研究機関の協力ですね。

香山　全国の大学の中で、生物系や工学系の学部や院で、うちでも検査しますよ、と名乗りを上げたところもありましたよね。あまり活用されなかったようですが。

徳田　はい、そこに頼めばいいんです。厚労省だけでやるのではなく、文科省にも頼めばいいのです（文科省は5月11日付で約１０００の国公私立大学や研究施設などに事務連絡を出し、機器の台数や、１日当たりの最大検査可能数、病原体を取り扱える施設数などを14日までに回答するよう求めている）。

■五類感染症としての取り扱いを

香山　実は、私は都内のある区役所で職員のメンタル産業医をしています。休職者や長時間残業者などの面談をするのです。区の保健所も担当なのですが、保健所のスタッフの疲労はとんでもなく大変らしいんです。ほかの業務の担当者もみな感染対策課に臨時で張り付いて、とにかくみんな不眠不休みたいな感じになっていると。「37・5度以上じゃないと検査してもらえないのはなぜ？」と聞くと、「先生、どこかで線引きしないとキリがなくなってしまいます、無理ですよ」と言うんです。

徳田　法律の分類で、感染症新法の第五類にすればいいんじゃないかという話が出ていますよね。

香山　五類というと、よく知られている疾患でいうと何と同じですか。

徳田　ふつうのインフルエンザです。鳥インフルエンザ（四類感染症）やＨ７Ｎ９インフルエンザ（指定感染症）等以外の季節性のインフルエンザと同じ。その場合、検査の適応判断は保健所を通さなくていいということになります。

香山　インフルエンザは、発生動向を知るために指定された医療機関が届け出をするんでしたよね。

徳田　はい。コロナはモニタリング（観察）、サーベイランス（監視）のために届け出は必須にすべきです。コンタクトトレース（接触者追跡）もやらなければいけませんから。あとは公費で、きちんと治療費や入院費、隔離ホテル滞在費を出すべきです。仕事を休んだときの休業補償もする。隔離中は1日3食の食事代も含めて手当を厚くする。保健所の職員の方々にやってもらう作業はできるだけ少なくしていく。

香山　その自治体でも実際に検体を取りに各病院をバイクで走り回って集める、といった話を聞いて、いや、本当にたいへんだろうなと思いましたね。

徳田　あれだけの仕事が回っていますからね。ただでさえ接触者の追跡とか、それだけでもすごい負担になるわけですけれども、それだけでなく、ＰＣＲの検体まで病院に取りに行ったり、その電話対応もしなければならない。

香山　私が心配なのは、そうやってこれまでほかの業務の担当だった保健師がみなコロナにかかりきりになってしまうと、保健所崩壊じゃないですけど、乳幼児検診とか精神保健の訪問とか、そういった地域保健業務がまったくストップしてしまっている、ということです。その上、コロナの相談の電話もつながらない。

徳田　電話がパンクしています。熱が出て、咳をして、息が苦しい、胸が痛い、なのに何回保健所に電話してもつながらない。それでギリギリまで病院に行けないことになる。

香山　「これがほんとにつながるまでしぶとくかけられる人は、むしろコロナじゃないんじゃないですか」とある患者さんが冗談めかして話してくれましたけど、本当にそうですよね。さらに、やっとつながったと思ったら、「あなたは検査に該当しません」。もうぐったりしますよね。

徳田　最近は看護協会と協力して、窓口というか、電話回線を増やしたという取り組みはあるんですよ。たしかにそれは前進ではあるんですけども、じゃあどれくらい増やしたんですかって言ったら、６台にしましたっていうから、ちょっと6台では足りないんじゃないかということですね。そもそも保健所とか看護協会にやってもらうんじゃなくて、病気になったら最初に相談するのはかかりつけ医などの近くのクリニックじゃないですか。

香山　その通りですよね。今回の最大の問題のひとつは、かかりつけ医がまったく機能できていない、機能できない、ということです。

徳田　最初から、かかりつけ医にまず電話をするようにすればいいだけの話です。そこの医師に判断させて、ＰＣR検査のための検体採取をやる。それも今、唾液でもできるわけですから感染リスクも低い。そして早期診断、早期隔離、早期治療につなげれば、指定医療機関にも保健所にも負担はないじゃないですか。そして、隔離は原則ホテルで1日3食の食費と隔離手当（台湾では1日約３６００円の日当）付きとします。

■新型コロナウイルスで露呈するさまざまな問題

香山　こう考えてくると、今回のことで本当にいろいろな問題が見えてきましたよね。保健所の機能、医学教育の問題なども含めて。

徳田　そうですね。

香山　どうも、どこかに大きな問題がひとつあってこうなっている、と単純な話ではない。もちろんオリンピックのことに始まり、先にも話が出たような、だれが指揮を取るか、ガバナンスや説明責任といった問題を含めて、本当に日本社会が持っていたあらゆる面の問題が露呈したということなんでしょうね。

徳田　ですよね。しかも、コロナのパンデミックはしばらく続きますからね。この体制をどう立て直すか。そのためにはアカウンタビリティが大事だと思うんですよ。まずきちんと検証する必要がある。

香山　本来なら社会がめちゃくちゃになってもおかしくなかったのに、そこは日本の人たちの我慢強さ、忍耐強さだとか、空気を読んで自己犠牲精神も発揮して「いま病院に行っちゃいけないらしいよ」と言ってじっとしているとか、そういった精神性の力でなんとか保っているわけですよね。

徳田　そういうとき、私も政府の政策に対して批判したりしていますが、むしろ建設的な批判はすべきだと思うんです。こんな時に批判するな、という言われ方がありますが。

香山　それは私も感じます。少しでも政府の対策に疑問を呈すると、「今は心をひとつにしなきゃいけないときなのに、足をひっぱるようなことを言うな」とか、「そんなことを言うならおまえが大臣や総理をやってみろ」とか、いつも以上に激しい批判の声が寄せられます。

徳田　けれど、そうじゃなくて建設的な意見をしていく。サイエンスが大事じゃないですか。

香山　その通りです。私も一応は長く医者をやっていて、とくにこういう病気とその治療や予防そのものが社会問題になっているときは、できるだけ科学的な思考を大切にしたいと思っています。「いつもの権力批判だろう」と言われるけれど、私の中では「いや、今回はそうじゃない」と言いたいのです。

徳田　ある漫才師の方が言っていたことがあります。野球をしていて、バッターが打って、ヒット級の打球を飛ばしたと。ところが間違って3塁方向に走り出した。それ明らかに間違っているじゃないですか。そうしたら応援している人でも、ベンチからでも、「間違っているよ」って、きちんと指摘してあげるのが、その人のためです。

香山　ところが、「大臣も総理も一生懸命やっている人にケチをつけるな、足を引っ張るな」と言われるばかり。きつい言い方をすれば、一生懸命やるのは当然です。そこで、今回は医学的に見てもやり方がまずいとなれば、その分野からとくに「おかしい」と声が上がるのは健全です。また、感染の危機にさらされている国民だって、「もっと検査して」と声を上げる権利がありますよね。

徳田　そうそう。我々一人ひとりは国民の一員で、国民主権です。だから我々国民のほうが政府よりも上なんですよ。我々が自由にモノを言うのは当たり前じゃないですか。

香山　これはコロナから少し離れますが、いまの政権はとても力を持っており、さらに国民の側にも「政権やその中心の総理に対してものをいうのは失礼だ」というようなムードが高まっています。税金466億円を使っての布マスク配布に関しても、「もっと違うお金の使い方があるのでは」と多くの人が疑問を呈しましたが、「マスクを2枚いただけるのに文句を言うな」「ありがたいじゃないか」と言っている人たちが多くいました。そもそもそれは税金でまかなわれるだけなのに。私たち国民の側が、恵んでもらう、施されている側だっていう意識が、ここ数年のあいだで広まってしまった気がしてるんです。

徳田　そうですね。先の戦争でも、大本営に対する批判は許さない、という空気だったと思うんですね。いろいろな本を読んでみるとそう書かれています。

香山　それが誤った流れを作ったわけですよね。

徳田　アメリカでも、ベトナム戦争のときに「ベトナム戦争反対」という声が出ました。最初に立ち上がった人たちは素晴らしい人たちだったと思うんです。「正義のために戦っているのに何を言うか」というような空気の中で、「なんでベトナムの人たちを殺しに行かないといけないんだ」と立ち上がる。私、ボクシングファンなんですが、その中で特に尊敬しているボクサーはモハメド・アリです。アリは、そういうことを言って徴兵を拒否したことから、世界タイトル剥奪や長期の試合禁止などさまざまな圧力が加えられました。ところがあとになると、マーティン・ルーサー・キング牧師も出てきて、アリが言っていたことは正しいと述べました。最終的にはアメリカはベトナムから撤退します。やっぱり正しいことを言う人たちが、少数でもいるべきだと思うんですね。

香山　新しい感染症ですから、誰も正解が見えている人なんていないと思うんです。また局面が変わることもあるかもしれない。私もいまはこうやって「もっと検査をしやすくするべき」と言っているけれども、あとになって「それは間違いだった」となるかもしれない。やっぱり検査を増やしたら医療が崩壊した……となるとは思わないけれど、その可能性もゼロとは言えない。そのときに、「こう考えてたけれど、どうも違ったようです」と潔く認めて、主張を変えることがあってもいいと思います。政治家も感染症の専門家も。もちろん国民も。

徳田　そうそう。みんな人間ですから。

香山　ただ、そういうときは、先ほど徳田さんも言ったように、「なぜあのとき、私はそう思っていたのか」ということをしっかり検証しなければなりませんよね。まずは私自身の検証が必要です。何度も繰り返すように、私は今回、まったくお恥ずかしい失態を演じたと思っています。2月のダイヤモンド・プリンセス号のときはまだ「新型コロナウイルス感染症なんて遠い世界のできごとだ」と思い込んでいました。そして3月から4月にかけては、「患者さんは検査、検査って言ってるけど、全部受け入れたら医療崩壊してしまうのではないか」と思っていたんです。とてもここで徳田さんと対談する資格なんてないですよね……。

徳田　香山さんには、アカウンタビリティがあると思います。きちっと自分の時計を逆回転させて、どういう考えをやっていたかと自分自身で検証されて、それを次に生かそうとしている。

■目の前の患者さんにできる限りのことを

香山　でも今回、私は個人的に強いショックを受けてしまいました。私は、自分では状況を俯瞰《ふかん》して見られる方だと思っていましたし、認知バイアスに陥ることなどまずないだろう、と自負していたのです。それは、医療の仕事をしながら、マスメディアの世界で文章を書いたり番組でコメントをしたりしていたから。そんなにやすやすと大きな声にだまされることはないぞ、とたかをくくっていたのです。そんな私が、本当にあるときまでは、「検査して陽性でも治療法はないんだし、誰も幸せになれないんだから、あやしいと思ったらまずは家にいて」と思い込んでいたんです。なんだか罪の告白みたいですが、今回は本当に自信を失ってしまいました。

そんな私にある日、気づかせてくれたのはやっぱり患者さんです。長く担当している方から電話があって、「熱が上がったり下がったりもう2週間も続いている。私、今はやっているコロナってやつじゃないかと思って不安で不安で」と言う人がいたのです。その方は糖尿病もあったので、私もそのときばかりは「検査したほうがいいね」と言いました。でも、どうやって検査してよいのかがわからない。その人が住んでいる地域の保健所とか保健サービスセンターとかを調べて「ここに電話できる?」ときいたら、「先生、そこならもう何日も前から電話してるよ。全然つながらなくて、ようやくつながったと思ったら、『37・5度が続くんじゃなくて、途中で37・4度の日があったならダメです』って言うの」と泣きそうな声で訴えました。「えー、どうし

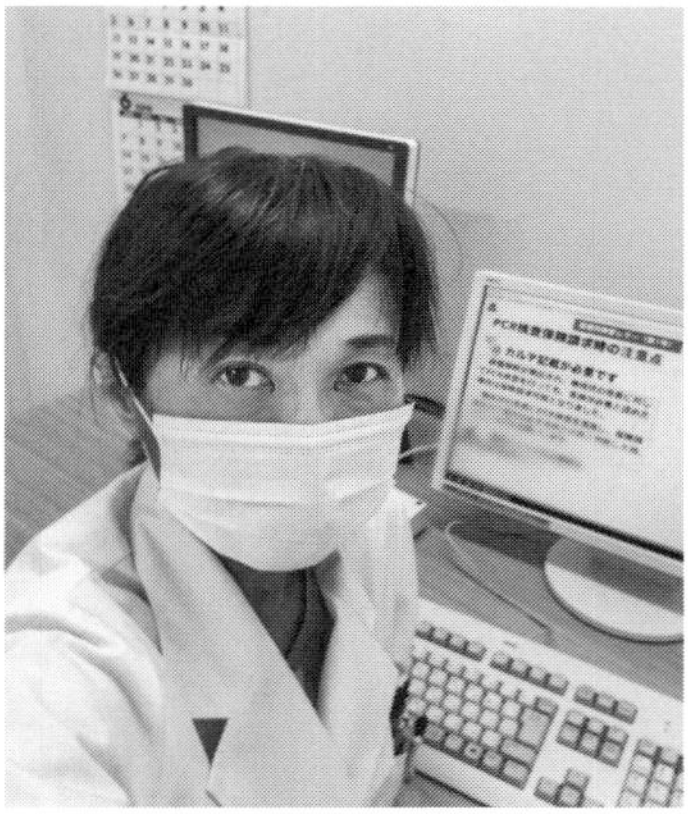

外来診療にあたる香山リカ

て？ それ、いったいなに！」と私も途方に暮れ、近隣の熱発外来のある病院に「診療情報提供書を持たせますから」とかさんざん頼み込み、結果的には検査してもらって陰性だったんですよ。でも、それまでの数日間、「なにこれ？　どうして検査できないの？　この人、ひとり暮らしで基礎疾患もあるのに、もしコロナで急変したらどうなるの？」と気が気ではありませんでした。そういう事態に私自身が直面して、「いったい何が起きているんだ？　これは理不尽すぎるじゃないか」と初めて身をもって知ったのです。

徳田　香山さんはオスラー先生が言われた「謙遜の徳」をお持ちだと思います。そういうふうに自分自身を検証して、自分の考えをとことんまで省察していますよね。そして次に生かす。それを素直にみんなと共有して、それがまたみんなの勉強になります。なかなか、そこまで透明化してシェアされた方はあんまりいないと思うんですよ。

実際、我々は本当にこのウイルスのことをまだまだわかってないと思うんです。これから新しい事実が、サイエンスがどんどん出てきて、実は今、私が言っているようなことも間違いが入っている可能性があると思う。そのときには私も、いま言っていることをまた振り返ってあの時はああ言っていたけれど実はこうなんだよね、ということになります。

香山　でもそこは、私たちは医者なので、誤った選択をしたままだと、患者さんの命が失われるようなことにもなりかねませんよね。間違っても検証して修正すればいいのさ、ではすまされない。そこがまたすごく難しいと思うんです。

徳田　今現在、我々が所有できるベストサイエンスを、患者さんに与える。目の前の患者さんにできる限りのことをやってあげるということですよね。
香山　本当にそうですよね。私は今回、自分に起きた認知バイアスのゆがみについては、一生、肝に銘じていかなければ、と思っています。

■全世界のデータを調べて

徳田　そういう意味でも、もっと政府にやってほしいと思ったのは、パンデミックですから海外からの情報を入れる、ということです。海外に貴重な情報が大量にある。ところが今回、日本のデータのみ、自分たちのデータだけに基づいて戦略が常に決められていて、日本のデータではこうだから、私たちのデータではこうだからと進められている。けれどパンデミックですから、同じウイルスが地球上を回っているわけです。成功モデルは世界にあります。なぜあっちが成功モデルで、こっちはそうでないのかというのを分析するという、政府からはそういう分析班の声明というのがないんですね。むしろそういうのが大事かなと思うわけですが、それをやったのが、千葉大学の研究です。
香山　千葉大学の薬学と医学の大学院の共同研究ですね。ＰＣＲ検査数を増やすと、検査数分の陽性数、つまり陽性率が下がるわけですが、この陽性率が７％未満になっている国では結果的に死亡率も低いという相関関係がある。千葉大学がこの研究のための調査をおこなった4月10日時点では、日本の陽性率は７・８％でした。つまり、まだ適正な検査数とは言えず、これでは死亡率も抑え込めない。ＰＣＲ検査能力を拡大して検査数を増やすのが急務、というわけですね。

徳田　千葉大学の研究では、ＰＣＲ検査をしっかりやって、患者さんの診断と隔離をきちんとやったところが、死亡者数が少ない、という結果が出ています。

香山　この研究の中心になった千葉大学の樋坂章博《ひさかあきひろ》教授のコメントを千葉大学のホームページから紹介しますね。

「この研究は世界で初めて新型コロナ感染症でのＰＣＲ検査陽性率と死亡者数との相関を見いだしたものです。死亡者を増やさないためには、ＰＣＲ検査を充実させることが必要です。しかし、私たちは、医療従事者の負担を今以上に増やすことは無理であることをよく知っています。そこで私たちは、適切であれば医療関係者や研究者等を総動員してでも前向きに社会全体でＰＣＲ検査拡大を強くサポートする必要性を提案します。」

徳田　全世界のデータを調べています。そういうデータが貴重だと思います。

香山　さらに、これからどうなっていくのか、という話もしましょう。沖縄県は徳田さんたちの働き掛けもあって、だいぶ変わってはきているんですか。

徳田　そうですね、ＰＣＲ検査検体採取センターもそうですけど、ＯＩＳＴとの連携も含めて、そして地域のドクターたちもどんどん立ち上がっているという状況です。うねりがどんどん出ています。期待できますね。

香山　今、別の病気であっても入院する人におこなうＰＣＲ検査は保険適用になるなど、だいぶ変わってはきましたよね。

徳田　そうですね。医療崩壊の話が最初ありましたけど、あれも結局、症状がなくても、軽くても、検査で陽性が出れば全員入院だというふうに最初にそれを決めてしまったから起きた問題なんですね。

香山　検査陽性なら入院、だとしたらすぐにベッドが足りなくなることは目に見えていた。それなら検査をしないでおこう、というものすごい荒技でしたよね。

徳田　そうでなくて、最初にすべきはホテルなどの、医療モニタリングができる宿泊施設を確保することです。

香山　当初、建設中のオリンピック村を軽症者が過ごす宿泊施設にしたらどうかという話があって、都知事もそれに乗り気だったという話もあります。それはすごくいいアイディアですよね。

徳田　実際、最初は、武漢からのチャーター機で帰国した人たちをホテルなどに入れたじゃないですか。あの作戦をずっとやればよかったんです。それがダイヤモンド・プリンセス号からおかしくなったんです。

香山　すべてはあそこからだったのですね。

徳田　ダイヤモンド・プリンセス号でそれをやらなかった。2週間の検疫期間では、お客さんは日本国内には入れません、という船内封じ込め。いったん市中で流行し始めると、こんどは検査を抑制しながらの重症ケースのみ対応するという戦略をおこなっています。指定医療機関と協力医療機関と保健所でコロナは診るから、事実上、プライマリケアのドクターは診なくていいという体制となった。そして、病院には直接行かないでください、必ず保健所に電話をかけて指示を受けてから行動してくださいということで受診抑制をした。そうではなくて、やるべきことは、どんどん検査をして、感染者を見つけて、隔離するためのホテルやシェルター病院を確保する。特に東京はあれだけのホテルがあるわけですから、やろうと思ったらいくらでもできますよね。今は、いくつかのホテルでやっていますが。

■患者さんの心のケアを

香山　私、本来は精神科医なのでちょっと心の問題の話もさせてください。今回のコロナ感染症は、すべての人に、その中でもとくに症状がある人や感染者や家族に、とても大きなストレスを与えました。命を助けるための検査までさえ、なかなか至れない。そうなると、心のケアなんて二の次、三の次になります。幸いにしてというかなんというか、検査を受けられたとしても、結果が出るまでの数日間、ほとんど放置されてしまっています。

徳田　う〜ん。かなりの心理的ストレスですね。

香山「外出はしないでください」と言われるだけですから。でも待っている時の不安たるやどれほどか、それは誰が考えてもわかると思うんですけれどね。先ほどから話している「SNS心の相談」にも、そういう〝結果待ち〟の方から電話がけっこうありました。「陽性だとわかるくらいなら死んだほうがいい」などと話す方、不安のあまりかかりつけ医のところに行ってしまって「検査受けたんでしょ！　ここに来ちゃダメじゃない」って怒られた方とか。とくに症状がある中で、「これはコロナなんだろうか、それとも違うんだろうか」と思いながら悶々《もんもん》と家で過ごす、なんて耐えられないですよね。

徳田　ええ、不安ですよね、みんな。ほんとに不安の毎日ですよね。

香山　そのあいだホテルや病院で待てば安心かというと、そんなこともないと思いますが、家にいると「もし陽性だったら家族にもうつしてしまっているのでは」と思うわけです。

徳田　ですよね、家族にもうつすかもしれないとか。すごいプレッシャーですよね。

香山　陰性だった人でもたいへんですよ。「結果は陰性でしたが、これは感度の低い検査なので、本当はコロナなのにそれが出なかっただけかもしれません。だから少なくともこれから一週間くらいは家にいてください」と伝えたりしますが、その人たちはいったい、会社や家族にどう報告するのか。その間、どういう心境でどうやって過ごせばいいのか。本当に1週間後には会社に行けるのか。まわりから白い目で見られないのか……。不安は尽きないと思いますが、その人たちの心のケアまで、誰も手が回らないんですよ。

徳田　本当に1週間、まったく外出しないっていうことはできないですから、実際。

香山　会社にも本当のところを伝えているのか、それとも別の理由を話して休んでいるのか、医者もわかりません。

徳田　よく高血圧の診療でも、「血圧の薬を1か月分出しました、はい、これを飲んでください」って、多くのドクターは、患者さんはみんなちゃんと飲んでいると思っています。だけど、現実の調査研究によると、実は半分くらいは飲んでない。ちゃんと毎日飲んでいる人はほとんどいないということですよね。自分たちがこうしなさいと言ったら患者さんはみんな100%従うと思っている。

香山　だから「この薬を飲んでいるのに血圧が下がらないのはおかしいから、もっと増やそう」となってしまうんですよね。

徳田　一方で、医者自身がまた、医者の不養生というか、やるべきことをやらないことが多いじゃないですか。

香山　ふつう私たちだって、風邪をひいて同僚に相談して、例えば5日分の咳止めを出してもらっても、全部は飲まないですよ、はっきり言って。1、2回飲んでちょっと楽になったら、もう飲まない。

徳田　そうそう。しかもそれを隠して、病院にそのまま行って、院内感染のもとになったケースがありました。また、ある病院の話ですけど、病院に相談したら出勤しなさいと言われたとかね。

香山　ひどい話でした。過剰に警戒されるのも困りますが、陽性なのに出勤してくださいというのはもっとひどい。でも、背に腹は代えられないので出勤する。

徳田　人間はそう理想的に動かない、ということがわからない人たちが、ガイドラインを作ったのかなと思います。

香山　まあそうなんでしょうね。作っている人は、社会的にも優等生で言われたことは守るのかもしれません。

徳田　そう思いますよね。隔離って言うと、なんか悪い言葉のように聞こえるんですが、隔離つまりアイソレーションというのはサポートしながらという意味です。世界ではsupported isolationって言われていますよね。台湾では隔離されると日本円で1日3600円くらいの手当が出るんですよ。

香山　韓国では、自宅で隔離が必要な人には、食べものや日用品がいっぱい入った箱が届けられたと、よくネットに写真が上がっていました。東京の足立区でも同じように、自宅で療養する人への食べものや日用品のセットの支給を始めたそうです。自分のことを心配してくれている人がいるんだ、と思うだけでもほっとしますよね。

徳田　そう、感染者を「責める」とかではなくて、感染した人を保護するべきです。そして手当を与える。食事も与える。サポートする。助ける。無料でホテルも提供して、きちんと1日2回は、症状とバイタル（血圧、脈拍、呼吸数、体温、できればパルスオキシメーターで酸素飽和度）をチェックする医療モニタリングもしながら、医療者がきちんと連絡するような体制にして、2週間過ごしていただく。オンラインでのエンタテインメントや勉強、室内エクササイズができるリソースを与える。それくらいのことをやって、ホテル側の部屋も有効利用できるわけです。みんながハッピーになれる戦略ですよね。

香山　そういったことも含めて、全体のグランドデザインを描く人というのが残念ながらいなかったわけですね。

徳田　そうですね。どうしても今はサブスペシャリティという専門分化が進んでいます。医学でもそうですけど、ジェネラリストっていうのはなかなかいないですね、ほとんどの場合そうです。ウイルス学者はウイルスには詳しい。と、疫学モデリングはモデリングには詳しい。集中治療学者は治療は詳しい。全体像を把握できるジェネラリストをこういうときには、入れておいたほうがいいのではないかと思います。
香山　そうですよね。むしろ患者さんに対人間として接することのできる、看護職が専門家会議に入っていてもよかったかもしれないですね。
徳田　そうそう。今回の病気はむしろ、ナーシングの病気だと思うんです。というのは有効な治療薬がまだ確立していない。基本、対症療法です。ベッドサイドで、やっぱり常に看てくれているのは、看護師さんですから。

■医療従事者への手厚いサポートを

香山　イギリスのボリス・ジョンソン首相が発病して、ＩＣＵにまで入って無事に退院した時に、2人の移民のナースの人たちの名前を挙げて、感謝を述べていました。24時間そばにいてくれた、と。
徳田　まさにナーシングです。そのナースの方々をサポートする体制、そこに手当を与える。例えば1日に、1万円くらい支給する。そのくらいするべきかと思います。
香山　この間、農協系の病院だと1日３００円の手当が出るなどと伝えられましたが、これではちょっと悲しすぎる。都立病院では上限３０００円の手当だそうです。お金ですべて解決するとは思わないけれど、でもやっぱりそこはなんとかしてあげないと。
徳田　最前線でがんばっている看護師さんたちに、十分な手当とサポートをお願いしたいですよね。

香山　あと、自分が勤務する病院でとても気になったのが、受付や会計など事務職の人たちの感染リスクが非常に高いことです。今、コンビニのレジでもビニールの遮蔽《しゃへい》シートをつけているように、病院受付もだいぶシートをつけるようになってきました。とはいえその人たちは患者さんに最初に接触するわけで、中には「うちでは検査できないんですよ」などと発熱者に説明して、そこで帰っていただくという役目を受付が担っていたこともあります。看護助手でリネン交換したり食器を下げたりする人、院内の清掃を担当する人もそうです。医者や看護師のように医療を志したのではなく、たまたまそこで働いている人に高いリスクが課せられるというのは、ちょっとおかしいなと思います。

徳田　そうですよね。それぞれの職の方々にすごいストレス、負担がかかっていますね。

香山　これまで災害が起きると、私は主に、「支援者の支援」という活動をしてきました。東日本大震災、熊本地震などでは、それぞれの地域の自治体職員のメンタルケアをさせてもらったのです。心の準備やそのスキルがないのに、いきなり激甚災害で支え手になった人たちです。日ごろからそのための訓練をしている自衛隊員や警察官などとは違うストレスがかかるからです。でも、今回はとてもそこまでできないですよね。たまに区役所の産業医として出かけて、そこの様子を聞くくらいです。彼らもストレスがたまる一方。

徳田　このウイルスに関しては、外出をまず制限されているということで、会合ができない。すごく制限されています。

香山　そう、ちょっと仲間うちで食事をしてストレス解消、というのができませんしね。

そして、話が変わるようですが、じゃあ感染と直接は関係ない人たちはみんなハッピーかというと、そうとは言えません。自粛というのは、一部の人たちにとってはとてもきつかったと思います。「あなたにできることは、何もしないで家にいること。それがいちばんいいんです」とか言われると、無力感をもってしまう。ある意味、人間としての尊厳にかかわる。「あなたにできることは何もないですよ。何もしないのがいちばんいいんです」と言われると、それだけで傷つく人たちもいるんですよね。

徳田　そうなんですよ。しかもメンタルヘルス的に問題じゃないですか、ずっと家にいると。

香山　だから、最初の頃に起きた買い占め、あれも気持ちはよくわかるんです。とにかく何かしたい。トイレットペーパーを必死で買い集める、マスクを探すためにドラッグストアを何軒でも回る、そのときはまだ「自分はこの感染症と闘っている」という実感がある。ところが、とにかく家にいて何もしないのがいいと言われると、何していいかわからなくなります。若者ならネットで音楽やドラマを楽しんで時間を過ごすのでしょうが、高齢者は「もうおまえは役に立たない」と言われた気になります。

徳田　そういう意味では、今、世界中に広がっているのは、ユーチューブなんかで、ダンスとか、運動とかを発信しているサイトですね。

香山　そこで何かちょっとおもしろいことを発信でもできれば、まだ、誰かに認められます。でも、そういうスキルもない高齢者は本当につらい。世話をしていた孫も来なくなり、孤立している。

徳田　オンライン飲み会っていうのがあるじゃないですか。まあ、そういうのもいいかもしれません。飲み過ぎは体に良くないですけど。ネットワークが広がるきっかけになるかもしれませんね。
香山　そうですね。ただ、「オンライン帰省」なんて言われても、地方の高齢者はピンとこないんじゃないかな。
徳田　そうですね。
香山　災害のたびにデジタル・デバイド、つまり情報格差が問題になりますが、今回のようなことがあると、スマホやタブレットを使えるか、家にＷｉ‐Ｆｉが引いてあるかどうかで、ずいぶん過ごし方が変わってくる。高齢者はつらいと思います。
徳田　そういうおじいちゃんおばあちゃんが自宅でできる楽しみというのを、みんなで考えてあげるというのも大切ですよね。
香山　そうですよね。マスクをつくるでもなんでも、「私も世の中の役に立っている」という手ごたえを感じてもらいたいです。
徳田　そうすると生きがいになりますからね。
香山　「何もしなくていいよ」は決して親切な言葉じゃないですよ。

第三話　政府の新型コロナ対策　どこに問題があったのか？

■沖縄の検査体制について

香山　さて、徳田さんの地元である沖縄の浦添市のお話を具体的におうかがいします。NHKのニュースで、「浦添市が5月1日からPCR検体採取」と取り上げられていました。これがまさに徳田さんの地元のことなんですよね。

徳田　そうです。私もその医師会に所属しています。ですから、このPCRの検体をとるメンバーのひとりとして、私も参加することになると思います（この対談公開後に実際に参加しました）。

香山　浦添市で採用されたドライブスルー方式というのは、韓国がまず採用したというので一躍知られ、話題になりましたよね。その後、アメリカでも取り入れられたと聞きました。浦添市はその方式で患者さんからの検体を採取し、それをわざわざ東京の民間検査会社に送るということですが。

徳田　そうです。沖縄の今までの検査体制では、県の衛生環境研究所のみでやっていた。そこは保健所（帰国者・接触者相談センターの外来など）経由の指定医療機関からの検体で、キャパシティーがいっぱいです。これ以上受け入れるのは難しいということで、検体は本土まで送らざるを得ないですね。ただこれは、今後、OIST（沖縄科学技術大学院大学）でコロナのPCR検査がスタートすれば、そこにお願いすれば、翌日までには結果が出ると思います。

香山　今は浦添市の話でしたが、4月30日付の琉球新報は、先ほど話に出たＯＩＳＴと連携して抗体検査ができるようになったことも伝えています。これは県全体の話ですか。県内のＰＣＲ検査をここと連携してやれるようになるということなんですね。

徳田　そうです。ＰＣＲも抗体検査に関しても、沖縄県と共同で、このＯＩＳＴがやってくれるということになっています。両方、やってくださるということでありがたいですね。

香山　このＯＩＳＴでは、通常はどんな研究がされているのですか。医学ではなく……。

徳田　はい、医学部ではなく、生物学や物理化学とか、基礎科学ですね。そういったサイエンス＆テクノロジーの研究と教育をやっているところです。生物学では遺伝子の分析とか、遺伝子を取り扱うというのは必須になっていますから、ＰＣＲ検査の機械は持っています。

香山　そしてさらに、ウイルスそのものを見るＰＣＲ検査だけではなく、今後はこれまでにウイルスに感染したかどうかがわかる抗体検査もできるわけですね。私がこのニュースを見て驚いたのは、県がＯＩＳＴに検査を頼むための予算が、わずか５００万円ということでした。

徳田　はい。ひとり、一検体当たりいくらくらいかかるかってことなんですけど、まあ数千円ですからね。

香山　こういう検査の仕組みを新しく立ち上げるとなると、何億円単位というお金がかかるイメージでした。それも検査がなかなか進まない理由の一つかなと思っていたんですけど。

徳田　そうですね。意外と抗体検査とかＰＣＲ検査もやり方によっては、それほど莫大な費用はかからないのです。もともと技術者がいて、その機械があればできるので、それをフルに稼働すれば、日本全国でもかなりできますよ。

香山　そうですよね、やろうと思えばやれるはず、ということですね。沖縄だけが医学や科学がとくに進んでいるというわけではないはずですからね。

徳田　そうです。例えば、理化学研究所ってありますね。

香山　埼玉県の和光市、あと神戸市などにもある国立の総合的な科学研究所ですね。精神医学を脳科学の見地から研究している医師もたくさん所属しています。

徳田　はい、全国にいくつかあります。あそこには多数のPCR検査の機械があるという話を聞いています。その理化学研究所にもお願いするとかが必要ですよね。

香山　なるほど。沖縄ではこの先はOISTと連携するとして、いまはまず、民間会社に依頼しておこなうんですね。もう少し具体的に教えてください。患者さんは、まずかかりつけ医のところに行き、その医師が必要だと判断した人をPCRセンターに案内するわけですよね。保健所はあいだに入らずに。

徳田　そうです。患者さん本人に車で検体採取センターに来てもらう。

香山　そしてそこで採った検体を東京に送って、東京で検査の結果が陽性でしたよ、陰性でしたよ、という連絡が最初に診たかかりつけ医に行く。そしてその医者から、もちろん届け出が必要ですから、その時点で保健所に届け出をして、患者さんにも連絡をして、そのあとの治療方針を決める。患者さん自身は保健所とやり取りをしなくても、検査から結果連絡、治療までが完結するということですね。

徳田　そうです。これをどんどん増やすことによって、保健所の方々の負担を減らすことができます。

■ＰＣＲ検査の問題点

香山　これまではどうだったか、従来の流れを見ると、例えば熱が下がらない、咳が出るという方は、保健所の窓口である県民サポートセンターなどに連絡をして、そこから保健所に連絡が行く。そして保健所から今度は、そういった発熱外来とか帰国者外来といったコロナ疑い外来のある病院にまた連絡が行って、そして患者さんがその病院に出向いて検体採取を受けて、そこで採取された検体を保健所が取りに来てというような状況になって、結果をまた保健所が医師や本人に伝えて……と、徳田さんも指摘したように保健所に業務が集中する。また、患者さんもここにたどり着くまでに、いくつものハードルがあるわけですよね。

徳田　電話がつながらないとか。

香山　そこでこれからは、かかりつけ医が、この患者さんは検査したほうがいいと判断したら、そこからの紹介で検体採取のできる病院やＰＣＲセンターなどに患者さんが直接、行けばいいようにしていく。検査も公立の機関ではなくて民間検査会社でおこない、そこから医者に結果を教え、医者から患者さんに結果を教える、というふうにしていこうとしているわけですね。ほかの一般的な検査に近いイメージですね。そのあいだに保健所が入って、連絡をしたり採取した検体を取りに行ったり、ということがなくてもいいようにする。今更ですけど、これが最初からできていれば、と誰もが思うと思いますが、2月から5月まで、およそ3か月できないまま時間がたったわけですね。

徳田　それが不思議です。だってこの病気は感染力が強くて、究極的に言うと日本人のうち6割から8割がかかるんじゃないかと、最初から言われているほどです。ですから保健所だけで対応できるはずがない。最初からそれではパンクするなという見通しでしたよね。

香山　4月28日にNHK総合「クローズアップ現代＋」でこのPCR検査の問題をやっていました。埼玉県では、保健所への相談が3万件あったと。でもこの3万件は、あくまで電話がつながったということなんですよ。つながらない人たちがさらに大勢いて、運良くつながった人が3万件。そこから、「じゃあ、検査しましょう」となったのがわずか425件で、ここでもう70倍ですね。電話がつながらない人までいれたらどれくらいになるのかわからない。東京では、つながった人が4万件で、検査まで行ったのが964件です。今まではまずとにかく電話がつながらない。そして電話がつながったとしても、それが検査に至るのには、また数十倍の倍率をくぐり抜けなければならない。

徳田　すごいですよね。

香山　電話してもつながらないし、保健所は一体なにやっているんだって思う人もいると思うんですけど、保健所は手いっぱいです。保健師さんたちもみな感染対策課という部署に出向いて、昼間は電話を受け、夜はこんどその結果を書類に書かなければいけないわけです。感染症二類なので、その書類作成をしているうちに夜中の12時になるのはざら。もう地域保健はすべて後まわしです。

母子の保健、精神保健、乳幼児健診、みなストップ。相談も訪問も何もできず、発達障害の見逃しなど起きているかも、と話してくれた保健師さんがいました。

徳田　しかもですね、これが数週間で済むとかそういう話ではないですからね。パンデミックですので、何か月もかかるんじゃないかと、最初から言われていたわけですから。この体制を変更して立て直してほしいですよね。

香山　だれも幸せじゃない感じですよね。そういった日本の状況は徐々に、海外メディアでも報道されるようになってきて、ＣＮＮは早くから日本の検査数の少なさは問題ではないか、ということをオリンピックと絡めて日本特派員がリポートしていました。これはＢＢＣのサイトの記事ですが、４月30日に出たものですね。「日本の新型ウイルス検査、少なさに疑問の声」と見出しに大きく書かれています。こういった記事が各海外メディアで出るようになってきています。このＢＢＣの記事には、「日本の検査件数は0を１つ付け忘れているようにみえる」とまで皮肉交じりに書かれている。

徳田　びっくりですね。日本の状況はミステリーとも言われました。

香山　たしかに日本は、ヨーロッパやアメリカに比べて感染者数も亡くなる方も少ないですけど、海外からはいまひとつ信用されてない感じがありますよね。

徳田　そうなんですよ。診断エラー率が高いだろうということですね。

香山　本来なら、日本は感染が少ないし、死亡者数が少ないのはすごい、と理想の感染対策モデルとして注目を集めるところですが、逆に「この数字を信じていいのだろうか」と疑いの目で見られている。とても残念です。

徳田　そうですよね。アメリカ大使館も東京に住んでいるアメリカ人に対して帰国を勧めたという話が4月の冒頭にありました。日本大丈夫かという危機感を感じていました。

香山　そうですね。ここまでのお話でも、まずは保健所を通さないと検査ができないという高いハードルがあり、さらに「37・5度以上の発熱が4日以上続く」という受診の目安、これが大きな問題になっていたわけですね。

徳田　そうそう。受診の基準が厳しく、これが国全体での診断エラー増加につながっていましたよね。

香山　これは医療とは直接、関係ない政治の話になりますが、そもそもこの受診の目安は誰が言い出したのか、これを守ったがために受診が遅れて命を落とした人もいたのではないか、国会でもこの間、質疑がありました。ところが加藤厚生労働大臣の答弁は、「その人たちは誤解をしていた、これはあくまで目安であり、37・5度以上が4日間続かないと受診してはいけない、などと言った覚えはない」という内容でした。でも、保健所などはこの目安に該当しない人は、「コロナとは考えにくい」と検査を明らかに断っていたのです。

■「まずは様子を見る」のミスリード

徳田　言葉の一つひとつの表現は確かにそうかもしれませんけれども、やっぱり患者さんにとってはミスリードになっていますよね。

香山　あと、ミスリードといえば、いまだに厚労省の電話相談も「帰国者・接触者相談窓口」となっています。この「帰国者・接触者」というのも間違いのもとでした。保健所も、当初は病院の受付でも、「海外に行きましたか」「接触しましたか」と尋ね、さらに「熱は4日以上続いていますか」と尋ねてふるいにかけていました。

徳田　そうなんです。それで該当しなければ「様子を見ていてください」と。感染予防についてそのときに十分な説明がないから、家族内感染が起きていました。けっこうなケースが今まで見つかっていました。

香山　そうですね。その「様子を見る」という期間に急変して亡くなった、という人も報道されました。

徳田　今回のコロナは発症早期が感染させるリスクが高い。また、発症2日前から感染させるということがわかっています。早めに見つけてあげて早くから隔離するのが保健所の本来の仕事です。ところがこのチャートを使ったがために、それができなくなっていたという、本当にかわいそうな状況に追い込まれましたね。

香山　最初はそういう戦略だったんですかね。感染症であればふつうはそうですよね。それがい

つから か、「まずは様子を見る」という制度設計に変わってしまった。

徳田　その制度設計が妥当だったのかどうか。クラスター班がありますが、クラスターだけ見つけて、濃厚接触者を見つけるという、それは一つの戦略としてあります。しかし、ほとんどそれのみだった。それを今もクラスター班と言い、クラスター戦略と言って残っています。それだけでは感染拡大は抑制できないということがもうわかったわけで、早期発見早期隔離戦略とか、言葉も変えたほうがいいんじゃないかと思うんですけどね。

香山　ああ、そうですね。「医療崩壊」「クラスター」「感染爆発」といった言葉に現場も国民も振り回された感じがします。

徳田　そのくらい作戦変更したほうがいいと思います。「クラスター対策が重要」というと、クラスターじゃなければ、家族内感染はOKです、みたいにミスリードします。中国のデータを見ると、家族内感染のほうがクラスターより多いわけです。日本は、自分たちのデータではクラスターのほうが多いというデータでやっていますが、もともとクラスターを中心に追ったデータでクラスターでの感染が多いとしているデータです。最初から診断バイアスがかかったデータで判断していました。その結果はリアルワールドと違うと思います。

香山　そうですね。ずいぶんあとになって、「37・5度以上が4日継続」という目安も取り下げるということになりましたが、結局は誰がそれを言い出したのか、どうしてそれは違うということになったのか、誰も明らかにしない。「私がこう思ってやったけど、始まってみたら、どうも違うということになり、そこで私がまた方針を変えた」と自分を主語にして語ろうとする人がいないのです。日本では一度失敗すると許されない、という雰囲気があるからかもしれませんが、私は逆に、それは日本の人たちのリテラシーをずいぶん軽く見ているな、とも思います。いまの人たちは、きちんと説明すればみなさん理解してくれます。診察室にいても、一般の人たちの情報リテラシーの高さに驚かされます。スマホの普及もあり、いまは誰もが相当のことまで知っていて、自分なりに判断もしている。まして、誰もが知らない感染症のことのわけですから、事実を伝え、途中で方針を変えるなら変えたと伝えれば、誰も非難なんかしませんよ。

徳田　そうなんですよ。最初にインプットされた戦略が、いまだにこれが成功していると思っているドクターが結構います。

■「なぜ検査ができないのか」の検証を

香山　今のところ日本では、アメリカやイタリアみたいな事態は避けられたのだから、結果よければすべてよしだ、と思われている節がありますよね。「安倍総理ほど対策に成功したリーダーはいない」とまじめな顔で言っている人もいます。

徳田　それでクラスター対策が成功したというのは無理があると思います。だって、クラスター対策が有効であるという論文がないですよ。そういうデータを出したと言っているけど、きちんとしたピアレビュー（査読付き）学術誌に出ていません。ほかの国で成功したモデルとして、この戦略でやっているところがあるのだったらわかりますけど、それもないですから。

香山　日本の文化や国民性が今回、第一波の段階では感染を防いだのはたしかだとは思うのです。

ロックダウンしなくても外出を自粛した、清潔好きで手洗いやうがいをよくする、マスクも前からよくつけていた、握手やハグはあまりしない、手づかみでパンを食べることもない、などなどです。でも、それは対策が功を奏したというより、以前から生活の中にあったものであって、クラスター対策の有効性ははっきりしませんよね。それに検査数が少ないということで信憑性《しんぴようせい》を失っているから、「これが日本式モデルだ」と打ち出してもどう受け取られるか。

徳田　そうですね。これは今後、抗体検査がされるようになると、明るみになると思いますよ。

香山　抗体検査の信頼性はどうなんでしょう。

徳田　質の良くない抗体検査は確かにあるんですよ。

香山　これから沖縄でおこなう予定の検査はいかがですか。

徳田　沖縄でやるのはＥＬＩＳＡ《エライサ》法と言って、精度のよい方法です。つくっている検査機器企業も信頼性が高い。

香山　そうですか。大阪市立大学で数百人に実施したら抗体のある人が１％という結果が出たと報じられ、意外に少ないんだなと思いましたが。

徳田　その会社がどういうキットを使っているかなんですが、最近、感染研がデータを出したんです。調査対象の件数が少ないデータでしたが、市場で出回っている抗体検査の感度はあまり良くないということが分かったということでした。

香山　もう一度、確認しておくと、「感度が良くない」というのは、陰性と出ても偽陰性、つまり本当は陽性なのに陰性である確率もけっこう高い、ということですよね。

徳田　そうです。１％は実際は１％より大きいということになります。本当は２％、あるいは３％かもしれない。

香山　ようやく各地で現場の医療者たちが「検査ができないのはおかしい」と少しずつ声に出すようになって、ＰＣＲ検査が必要だと思った患者さんを保健所に依頼しても検査してもらえなかった、ということが明るみに出てきています。石川県保険医協会の調査でも７割の医師はその経験があると。最初に岐阜県の調査も紹介したと思いますが、それも7割でしたね（本書39ページ）。『週刊朝日』（4月24日号）の記事で読んだのですが、これは悲惨な話でした。ある医師が患者さんの検査を保健所に頼もうとしたら、「38度の熱が2週間以上続けば検査はします。でもそれは特例で、いつまでできるかわかりません」と言われてしまったと。

徳田　沖縄県保険医協会の医師向けアンケート調査結果も同様な傾向を示していました。大多数の医師が、医師がやったほうがよいだろうと希望した検査のリクエストが断られていました。

香山　そして、その記事はこう続きます。「東京都のある区の保健所は一般人１００人からＰＣＲ検査の申し出があれば１００人とも断っていた。医師からの申し出も１００のうち95は断っていた」。つまり、単純に考えて検査できたのは、２００人のうち５人です。この記事の医師は匿名での告発なので真偽のほどはわからないのですが、「厚労省の『できるだけＰＣＲ検査をするな』という方針に保健所が応じていた」ともあります。陰謀論にはまりたくはないのですが、そう聞くと「さもありなん」と思ってしまいますよね。とにかく、目の前の患者さんを診て「検査したほうがよい」と医者が思っても、実際の検査につながった例はすごく少なかったという状況が続いたんですよね。

徳田　ぜひ、保健所の職員のみなさまへのアンケート調査をメディアの方々とかやってほしいですよね。もちろん匿名で。

香山　そうですよね。なぜそうなったか、単純に忙しくてできなかっただけなのか。それとも本当に「検査は控えめに」という雰囲気があったのか。今後のこともありますから、ぜひ保健所に業務が集中した経緯を検証してもらいたいです。

徳田　そうなんですよ。政策を決める側には、想像力が必要と思います。感染が拡大すると保健所がこうなるんじゃないかと。想像力が働いていないですよね。

香山　私の同級生で、公衆衛生学の研究者として活躍した後、50代になる前に、地域医療に貢献したいと一念発起してへき地で働いている友人がいます。彼に「そちらはどう?」と尋ねたらメールが来ました。一部だけ紹介させてください。

「疫学の基本である『感染者の数を数える、分布を調べる』ということが行政によってシステマティックにおこなわれていないと思います。今のように検査対象者が極端に偏っていては解析に耐えられるデータにはなりませんから、長期的な対策を考えるための良質な研究結果もいつまで経っても得られないと思いますよ。」

その通りなんでしょうね。せっかく日本は感染者も死亡者も数が少ないのに、「良質な研究結果」となる「データ」としての妥当性が認められるか、ということです。

徳田　認められないですよね。認めないから、アメリカ大使館もアメリカ人に脱出勧告を出した。

■「日本式モデルの成功」と言えるのか

香山　私がいま心配しているのは、今回の対策にかかわった政治家、行政担当者、そればかりか専門家までが、「日本式モデルの勝利だ」と自分たちのやったことを正当化あるいは神格化しないか、ということです。もしかすると、薄氷を踏むよう、本当にいろいろなファクターが作用して運よく切り抜けられただけかもしれないのに、「とにかく日本は正しかった」と開き直って言う人が出てくるんじゃないかと。

徳田　ええ、その可能性はあります。これは今後のためにもよくないです。

香山　そうなんですよね。そのとき、世界で認められているような医学雑誌に日本のデータを使った論文を出しても、アクセプトされない可能性がありますよね。先ほど言ったように、日本の数字はデータとしての妥当性が乏しいということで。でも、そうなったときに今度は、「その雑誌が悪い」「その雑誌を発行している国が悪い」という思考回路になるのではないか、と。この何年間か、そういう思考パターンがあちこちで見られたので。例えばそれがアメリカのジャーナルだったとすると、「そのアメリカの〇〇社は日本を貶《おとし》めようとしているんだ。経営者に日本を思わしく思わない人物がいる」「こっちは被害者だ」と考えるというパターンです。考えすぎかもしれませんが、そうやって「その会社の上層部には韓国名らしき人物がいる。だから〝反日〟なんだ」と自分を棚に上げてヘイト感情から相手のせいにする、という発想を、もうイヤというほど見せられてきたので……。

徳田　そうなんですよ。医学の世界にもいろいろなジャーナルがありますから、いろんな手を使って、当局が自分たちの好きな解釈で掲載することもできます。例えば感染研にも自分たちの発行するジャーナルがあります。そこに日本語版論文や英語版論文を載せることができます。ダイヤモンド・プリンセス号のときも、「作戦は成功した」と、そういう結論になっている。けれども世界から見ると、問題があったという指摘が多いんです。実際にデータをみると、感染者のうち発症日が特定されたケース数が少ない。

香山　そういうときに、徳田さんや私みたいに、日本の対策やデータを批判的に語る人たちまでが、「反日的だ」と目をつけられる可能性もあります。とにかく「日本はすごい」と言ってくれる人が信用できる人、と科学の世界までがそんなカラーになりつつあるのでは、と憂慮しているんです。私の思いすごしなだけならよいのですがね。

徳田　私は、日本でやっていることはすべて間違っていると言いたいわけじゃないんです。エビデンス（根拠）に基づいた政策をやる、データをきちんととるというサイエンスの原則、そして疫学の原則を実行しているかどうかです。そこをきちんとやっていれば絶賛もします。そうでないから、建設的な批判をしているわけです。

香山　そうなんですよね。「建設的な批判」と取ってもらえたらありがたいのですが。

徳田　ええ、ピアレビューが大事ですよね。だから、専門家会議もピアレビュー委員会を独立して立てるべきです。

香山　ピアレビューとはどういうことをするのですか？

徳田　中立な立場のエキスパートによる検証です。似た領域の専門家集団を別に作って、中立的な立場からの評価や審査をおこない、そのチェック機構としてあたらせることです。欧米では診療ガイドラインをつくるときは必ずそれをやります。ガイドラインの作成では、最終的な結論が、いろいろな考えによってバイアス（偏り）がかかることがあるんですよね。欧米でも、必ずしもエビデンスに基づかない決定がなされたことがある。その反省から、チェック機構としてのピアレビューがあるわけです。ところが日本の医療政策決定の組織にはあまりないですね、やってないところがほとんどです。今回の専門家会議でも、こんなに重要な問題に取り組んでいるのに独立したピアレビュー委員会がありません。世界的なパンデミックで、戦後最大の経済危機とも言われています。経済についてもすごい影響を及ぼして、日常生活がこれだけ深刻に影響を受けているというのに経済の専門家も入っていなかった（この対談公開後に経済の専門家も入りました）。

香山　沖縄も、観光が産業の大きな部分を占めていますから、たいへんな影響を受けているのではないですか。

徳田　そうです。観光産業も大きな影響を受けています。

香山　悲しいですよね。だっていままではみんなこぞって「沖縄に来てください」と全国、世界に呼びかけてきたわけじゃないですか。それがいまは、玉城知事なども「いまは沖縄に来るのを控えてください」と呼びかけなければならない。見ていて切なくなってきます。私のふるさと北海道も同じで、とくに北海道は中国、韓国からの観光客がとてもたくさん訪れていたのです。それが昨年の韓国との関係悪化で、千歳―大邱《テグ》便がなくなるなど、韓国からの来道者が激減した。

それだけでたいへんなダメージだったのに、今年になってこのコロナで中国も、ほかの国からも誰も来られなくなった。実家のある小樽は、飲食店の売り上げが9割落ちたそうです。

徳田　しかもこれが一時的ならまだ耐えられるかもしれませんけど、今後の展開次第では、どうなるかわかりません。エビデンスに基づく出口戦略が出ていない。それが出ていないから、今後感染が再拡大すると、またステイホーム、すなわち外出の自粛とか営業の自粛となります。ずっと間欠的にステイホーム要請を出し、感染者が減れば緩め、また感染者が増えたらステイホーム、このようなステイホーム繰り返し政策をやらざるをえなくなってしまいます。

■封じ込めと東京オリンピックのこと

香山　前に徳田さんが言われたように、初期の段階で検査をたくさんして、しっかり感染者を見つけて、その人たちを隔離するようにする。そしてある時点からは、感染していない人たちで順次、経済を再開する。そういうやり方は理解できるのですが、検査はごく少数に抑えて全員でとにかく自粛し続ける、というのはどうなのでしょう。

徳田　全員を隔離しているようなものですからね。「人との接触を8割減らせ」と言われている8割とは、「1日のうち8割は自己隔離してください」と言っているようなものです。それを間欠的にだったとしてもずっと1年も2年も続けたら経済への打撃は深刻ですよ。長期のステイホームによる健康被害のほうが大きいんじゃないかと言われています。

香山　そうですよね。感染数が少し増えてはまた首を引っ込めて、減ったかなと思ったらまた首をそろそろ出す。行き当たりばったりでは限界ありますよね。

徳田　このやり方だと、来年も東京オリンピックはまず無理じゃないかと思います。

香山　日本だけなんとか切り抜け落ち着いていたとしても、その頃、世界がどうなっているかわかりませんからね。

徳田　そうじゃありません。日本だけ取り残される可能性があるからです。

香山　えっ、そんな可能性があるんですか……。

徳田　それが怖い。韓国では5月まで1日数人まで抑え込み、6月からは1日数十人発生していますが、感染拡大は阻止しています。台湾ではほぼゼロです（7月6日の時点）。経済活動は再開しているし、普通にお店とか開いているわけです。学校もやっている。そういうところのGDPは、この1年間の予想でプラスになると言われています。このパンデミックの中でプラスに転じさせることができるのは、封じ込めに成功した国だけです。

香山　この状況の中でGDPがプラスですか。それはすごい。

徳田　逆に、アメリカも含めて、日本もそうですが、マイナスになることが予想されています。そうした中で、アメリカやヨーロッパの国が、台湾・韓国方式をとり入れて、エビデンスに基づくロードマップに沿って感染封じ込めに成功して、経済を再開できたならどうなるのか。日本だけ、感染者が増えたり減ったりを続けていって封じ込めることができなければ、オリンピックを開催したとしても、たぶん、日本に選手を送り込むことは無理ということになると思います。東アジアで、しかもウイルスのいないところでやるのなら、台湾と韓国でやったほうがいいんじゃないか、という話が出てきてもおかしくないです。

香山　ところが、雑誌とかネットメディアに書かれていることは逆です。読者の多い『プレジデント・オンライン』の4月27日付には、テクニカルアナリストによる「アフターコロナで『日本が一人勝ち』するかもしれないのはなぜか」という記事が載りました（https://president.jp/articles/-/34841）。

徳田　それはないでしょう。

香山　その記事は、「日本は独自の『地方自治・国民性・医療制度』の3つの点で〝異質な輝き〟を放っている」として、欧米経済が破壊的なダメージを受けても日本は生き残り、頭ひとつ抜けるかもしれない、といった見取り図が描かれていました。

徳田　もともと昨年の消費税率アップで、深刻なダメージを受けていた後に今回の感染拡大ですからね。

香山　コロナの国内での広がりが問題になりつつあった3月9日、内閣府２０１９年10〜12月期の国内総生産（ＧＤＰ）改定値を発表したのですが、物価変動の影響を除いた実質で前期比１・８％減、年率換算でなんと７・１％減でした。12月までの値ですからコロナの影響はまだ受けていない時期で、その頃から日本経済が停滞していたことがはっきりしました。

徳田　そこに今回の新型コロナでの営業や外出の自粛で、経済活動がかなり下がっています。消費税を下げるということも、野党だけでなく自民党の若手議員からも提案がありましたけれど、やっていません。これほどの経済的なダメージというのは、戦後最大と言われています。経済悪化は健康にもよくないですよね、いろいろな問題があります。

■提言「出口戦略」について

香山　そうですね。私の友人でもあり、NPO自殺対策支援センター・ライフリンクの代表、清水康之さんは、ようやく2万人を下回るようになった国内の自殺者が、今回のコロナでまた増加に転じるのでは、と危機感を抱き対策に乗り出しています。バブル崩壊による不況のまっただ中の1997年、北海道拓殖銀行や山一證券といった大きな金融機関が破綻しましたが、あの年、自殺者が急増して3万人を超えたんですよね。やはり経済問題は自殺に結びつきやすい。あれから長い年月をかけてようやく減ってきた自殺者が、今回の危機でまた増え出すのでは、と言うのです。

徳田　しかも自殺者数の統計上の問題があって、もともと日本の場合は過小評価をしているんですよ。欧米の基準と違います。原因不明の死亡は除かれます。確実にそうであると証拠がない場合はもともとカウントされていないのです。だからリアルデータは半分くらいしか報告されていない。そういうトータルとしての健康被害をモニタリングしたほうがいいと思っています。

香山　だからこそ、「自粛はもう一気にやめたほうがいい」と言ってる人もいます。保守派の文芸評論家・小川榮太郎さんは、6月9日のフェイスブックに「あなたの行動制限無視が日本を救う」と題した文章を投稿しました。そこで「今の行動制限は政治的な人災です。総理会見は毎回毎回、制限を解除する方針を強く表明しているのに、他の政治家や首長、マスコミが全くそれに逆行した空気を蔓延させている」「PCR検査を無理やりやり続けるからウイルスは発見されてますが、今のは感染レベルではなく、曝露レベル、殆ど無症状です」と言って、「もうどんどん動き回ってください」と呼びかけます。その前後にも同じようなメッセージを繰り返しており、多数の共感が寄せられていますが、なんだか闇雲《やみくも》すぎますよね。欧米を見ていても、「検査ありきの経済再開」であって、検査もしないでいきなり自粛をやめて全面的に再開するということではないですよね。

徳田　そうなんですよ。新たな「提言書」を私たちは出します。出口戦略です。出口戦略をきちんと提示して、それに基づいて緊急事態宣言を解除させて、経済を再開させる。エビデンスに基づく出口戦略があれば感染を拡大させずに済むわけです。

香山　今回、大きな被害を受けたアメリカのニューヨーク州で、クオモ知事が毎日、データを示しながらわかりやすい記者会見を開き、話題になりました。彼も、出口戦略としてとにかく検査を今よりもさらに増やすんだ、と。そして、その検査の結果をモニタリングしながら、この地区は大丈夫となったら部分的に再開する。でも、また検査の結果によっては、再開の規模を縮小することもある。それは、水道の蛇口をひねって水量を調節するような、デリケートな操作なのだ、と語っていたのが印象的でした。

徳田　きちんとロードマップを示していますよね。データもエビデンスに基づいている。日本の場合、あんまりデータが出てこないんですよ。Ｒｔ、と呼ばれる実効再生産数という感染状態のリアルタイムの数値があります。ひとりの人から何人の方に感染伝播しているのかというデータの瞬間値です。それに基づいて政策を決めるのがエビデンスです。世界の多くの国の科学者グループはそれでモニタリングをすべきとしています。ところが日本ではRtが出てこない（この対談の後に過去のRtが発表されました。実際には、Rtは緊急事態宣言の前にはすでに下がっていたということがわかっています）。「日本は持ちこたえている」と漠然とした表現で言うより、Rtを出してくださいと申し上げています。しかし、正確なRtは出せない。なぜなら検査数が少ないので、感染者数が把握できていないからです。

香山　その後、徳田さんたちの働きかけもあってようやくRtの話も出てくるようになりましたが、検査数が限られているのでそれをはたしてどれくらい信じていいのか。私が驚いたのは、4月29日の参議院予算委員会で、国民民主党の森ゆうこ議員から「いったいどれくらいの国民が感染しているんですか？」と感染者総数に関しての質問を受けた安倍総理が、1分以上の間を置いてから、「いまの感染者数というご質問は……質問の（事前）通告はされていない」と、あらかじめ質問内容が知らされていなかったから、として結局、数字を答えられなかったことです。

もちろん、アメリカには「コロナウイルスはフェイクニュースだ」などと言って、ロックダウン下でも集会をしようとする人たちもいるので、いくらクオモ知事のようなリーダーがいても、住民がその指示に従うかはわかりません。ただ、安倍総理が5月4日の記者会見で「私たちの暮らしを支えてくださっている皆さんへの敬意や感謝、他の人たちへの支え合いの気持ち、そうした思いやりの気持ち、人と人との絆の力があれば、目に見えないウイルスへの恐怖や不安な気持ちに必ずや打ち勝つことができる。私はそう信じています」と語ったように、「敬意、感謝、絆」

があればウイルスを克服できるのかというと、それは違うと思うのです。

徳田　そういう意味では、どういう政治的な体制を支持するかという、今回は国民の選択が問われると思うんですよ。

■国民の選択が問われる

香山　本当ですね。「おまかせします」ではダメですね。

徳田　強権的なことをどんどんやらせるように、政府に強大な権力を持たせるのか。これは危ないと思います。今回の件を利用して、憲法改正を唱える人がいるのではないですか。

香山　改憲を実現するには、「とにかく日本は成功したんだ」、「日本のやり方でよかったんだ」ということを、言い続けなければいけないわけですよね。

徳田　そうなんです。それをやるためには。憲法改正まで持っていこうとしているのが、むしろ危険な憲法改正へのロードマップになっている気もします。

香山　私は今回のような行き当たりばったりの方策には大いなる疑問を感じますが、ひとつすごいなと思うのは日本の人たちのがまん強さ、忍耐力です。テレビで少しでも「医療崩壊につながるので検査は控えたほうがよい」と言われると、症状があってもじっと家でがまんしてしまう。「何言ってるんだ、私は熱があって心配なんだから、検査してくれ」と強く出る人は少なくて、「保健所に迷惑かけるのも悪いし、電話するのはやめよう」とあきらめた方が多かったと思います。

徳田　そうなんですよ。人々の我慢がありました。我々は人々に真実を伝えたいです。

■日本的な生活スタイルと感染防止

香山　病院も、医療崩壊などと危惧されたときのイメージとはむしろ逆。どこの病院も外来受診者は激減し、面会も禁止でしたから、静寂が支配している感じでした。お店をやっている人たちの多くも、収入が減って家賃などの維持費はかかるのに、「なんとか耐えよう」とおとなしく自粛している。給付金などを申し込むにもなかなか連絡がつかなくても、そこで騒乱が起きるなどということもありません。学生だって、オンライン授業にしますと言えば、一生懸命、パソコンやネットの環境を整える。中には、経済的理由などでむずかしい学生だっているでしょうけれど、自分からそれを申し出てくる学生は本当にわずかなんです。まじめで従順な人が多いんだな、と改めて感じ入りました。

徳田　一人ひとりの国民ががんばったから、感染拡大しなかったかと思います。日ごろからマスクをしている方が多いので、マスクの効果もあります。手洗いも日ごろからけっこうよくやっていました。勧められた行動を一人ひとりがみんなでまじめに守ってやりました。多くの人々は自粛に従っていました。

香山　先ほども述べましたが、ハグや握手といった身体接触が希薄な文化であること、大声でしゃべるというよりは静かにしゃべるのがよしとされていること、手づかみでパンを食べたりしないとか、靴を脱いで暮らしているとか、日本的な習慣や生活スタイルが今回は功を奏しましたよね。
徳田　そうだと思います。満員電車の中でも、みんな黙っています。電車の中で黙っているのは日本人くらいですよね。外国へ行っていると、みんな電車の中でおしゃべりしているじゃないですか。知らない人同士でもおしゃべりしている。感染流行期でなければ、社会的交流としてよい生活文化ですね。
香山　そうですね。たまたま日本的な行動様式だとか清潔好きが感染対策には有効だったとか、それは本当に運が良かったということです。それを一部の人の中には、日本は選ばれた国なのだ、と誇大的に評価している人もいたりしますが、ここであまり自画自賛しすぎないことが大切ですね。
徳田　欧米では今むしろ、アジア人に対するヘイトというか、コロナに関係してのアジア人差別が問題になっています。向こうの人々からすると、みんなアジア人として一緒です。みんな似ているから外見でまったく区別がつかない。我々からするとアメリカ人もヨーロッパ人も似たようなものでしょう。区別できませんし、いちいち区別しないじゃないですか。向こうからすると、中国人も日本人も韓国人も一緒なんですね。区別しようとした人はみたことないですね。
香山　ただ、それも日本にいるうちは実感できません。私たちは、「差別されているのはアジア人でしょう?」と自分たちが無関係であるかのように思いがちです。自分たちは〝名誉白人〟だと思い込んでいるわけです。
徳田　そうそう、これがすごいんですよ（笑）。

香山　海外旅行に行って、「中国人ですか？」ときかれると、「いや中国人なんかじゃありません」って気色ばむ人なんかもいるみたいですし。

徳田　あなたは？　中国、チャイニーズ？　って言われますよね。外国に行くとね。ただ向こうの人はあまり気にしてないですよね。見た目は、アジア人の場合、人口からみて中国人のことが多いから、まずは中国人ですか、としか言いようがない。西洋の国内人口統計では中国人とその他のアジア人系みたいな感じですよね。私は、日野原重明先生が言われていたように、アジア人をあえて国別で区別などはしないほうがよい、と思っています。

■世界から孤立する日本⁉

香山　日本の中でだけ「日本は素晴らしいんだ」、「日本のやり方は正しかったんだ」と世界に通用しないようなことを言い続けることで、なんだかおかしな国と見られ、世界から孤立してしまうようなことになりかねないと思うんですけどね。

徳田　感染拡大を抑え込むことができなかったら、そうなります。ほとんどの先進国は出口戦略がうまくいって、韓国と台湾のようにオープン経済が持続できて、封じ込めることができたとき、日本だけ封じ込めができなかったら、これは逆鎖国みたいになると思うんです。「日本は危ないから行くな」となる。オリンピックどころじゃないですよ。

香山　日本は第一波の段階では、さほど感染の爆発もせずに抑えられていたのに、世界がなかなか落ち着かないからオリンピックができない、という意見もありますが、実はまったく逆の理由できない可能性があるわけですよね。

徳田　このままの戦略であれば逆になっていきますよ。

香山　来年ぐらいには世界では出口戦略がうまくいっていて、日本だけがだらだらと、患者さんが増えたり減ったり増えたり減ったりという状況が続いているかもしれない。東京でも第一波の後もなかなか感染者がゼロという日がなく、少し増えたりまた減ったりを繰り返していますし（注・7月以降、激増）、私の実家のある北海道でも、一時、完全に抑え込めたあとに、また感染者が増えてしまいました。

徳田　心配ですね。

■特殊なタイプの「コロナ医療崩壊」とは

香山　私にはほかにも心配なことがあるのです。それは、「医療崩壊」というとイメージとしてはイタリアがそうだったように、コロナの患者さんが病院にあふれかえって廊下などにも寝ている、という図式です。日本はそうはなりませんでした。

けれど、私がかかわっている大学病院でも、コロナ病棟に入院患者さんが増えてきてからは、緊急以外の手術をストップしました。院内感染の心配もありますが、それ以上に、コロナで麻酔科医がＩＣＵにかかりきりになるので、手術で麻酔をかける人がいない。外来でも、救急はコロナ関連が増え、人手も足りないし、感染が広がっては困るしということで、一般の受け入れをストップせざるをえない。救急車たらい回しというのが話題になりましたが、実は現場は多くの患者さんでてんやわんやというわけではなかったのです。でも、わずかひとりふたりでもコロナ疑いの方が救急で搬送されてくると、個人防護具をつけて対処したり、そのあたりを厳重に消毒したりしますから、あっという間に腹痛とかめまいがするとかいった方を受け入れる余裕がなくなるのです。ほかにも万が一にも感染があっては困るので、と分娩《ぶんべん》（お産）を断る産科もありましたし……。

徳田　そこが問題ですよね。ふつうの病気の治療が受けられなくなっている。患者側も怖くて受診しなくなりましたし、病院側も受診抑制をしています。

香山　コロナで崩壊する前に、すでに一般医療で崩壊という事態が起きてしまったのです。

徳田　そこでの問題は、日本の病院では患者や職員へのスクリーニングPCR検査をしていないことです。今、アメリカやヨーロッパでは、救急センターからの入院患者さんは全員、症状あるなしにかかわらず、最初からスクリーニング的にPCR検査をやっています。この感染症は無症状の方が多いし、流行地で事前確率（無作為で抽出した一般の人々が感染している確率）も上がっている場合ですけど。感染ピーク時には東京はかなりそれに近いくらいになっていました。

香山　大学病院などでは5月の半ばくらいからようやく、入院予定の患者さんは全員、院内でPCR検査をすることになりましたよね。

徳田　保険も通るようになりましたよね。ようやく保険収載を認めたということですが、本当に無症状感染者が院内感染のリスクになっているからです。みんなそれがどの程度かわからないから、治療もやらなくなっています。

香山　4月頃は、病院も不思議な雰囲気でしたね。コロナ病棟では文字通り、スタッフも患者さんも死闘を繰り広げていたのですが、外来エリアは一般の受診者も来ない。コロナ疑いの熱発者が何人か来るくらいで、あとはＩＣＵへの入院もできないので救急車も受け入れられない。緊張感はあるけれど、業務的にはやることがないんです。誰も忙しくないのに医療は崩壊している……。うまく言葉で伝えられないのですが。

徳田　そうそう。この日本のコロナ医療崩壊というのは、結構特殊なタイプかと思うんですね。最初から敵を見えなくした、ということです。どこに隠れているかわからない敵、つまりウイルスがどこにいるのかがわからないので、それにかかっているかもしれない患者さんが入ってくるのを避けるため、すべての医療が停止せざるを得ないという。それが実は崩壊ですよね。

香山　胃や大腸の内視鏡検査も、喉頭ファイバー検査もストップ。手術も緊急以外はやらない。外科のドクターたちは何をやっていいかわからない、と言っていました。

徳田　実は世界的にもそうみたいなんですね。友人のアメリカ人のドクターから聞いたんですけど、アメリカでも外来も入院も患者さんが減っている。特にロックダウンしたあとはコロナの患者さんも減っているから、今は特にそういう局面になりつつあるみたいです。欧米でも、ふつうの病気の患者さんも少なくなっています。

香山　ふつうの病気の患者さんは、いったいどうしていたんでしょう。いくらコロナが怖いからといって、病気になる人がいなくなったわけじゃないでしょうに。

徳田　感染を恐れてあまり外に出ないから、例えば外傷が減るとか、そういうのはあります。外出しないだけで、比較的病気が減る。病気の種類にもよりますけど、緊急の病気が減るというのはあると思います。

香山　たしかに、私のいる病院はターミナル駅に近かったので、通勤途中に気分が悪くなったという人がそのまま受診するケースも多かったのですが、テレワークになったら当然ですがゼロになりました。パワハラが原因で過敏性腸症候群に、などということもありませんし。

徳田　会社に行かないからストレスが半減するというのもあるかもしれません。問題は、このままでは病院が持たないんじゃないかという話です。

香山　とくにコロナの患者さんを受け入れたところは、これまでお話ししたように他の機能を全面的に停止したわけですから、何億という減収だそうです。診療所でも高血圧などで通院していた人が電話再診で長期間処方の処方せんを送るスタイルになり、患者さんが半分、それ以下になったところが多いとか。「福祉医療機構」という独立行政法人がコロナで影響を受けた医療機関には優遇的に医療貸付事業をおこなっているようですが、それに頼るところも多いでしょうね。

徳田　本当に病院は困っています。診療所も危ないんですよ。

香山　規模の小さな診療所、クリニックはたいへんだと思います。自粛生活で身体にストレスがかからなくなり健康を取り戻す人が増えるのはよいことですが。

徳田　私の知人に米国人ドクターがいます。彼はホスピタリスト（病棟専門医）をやっています。

香山　どこかの病院に所属しているのではなくて、いろいろな病院に受け持ち患者さんを持っているのですか。

徳田　ええ。アメリカでパートタイムでの病棟の仕事として、いろいろな病院の入院患者さんの受け持ち担当業務を探して以前から仕事をしています。これまでは、オンラインで探せばすぐに見つかったんですが、今は探せないというんですね。

香山　そうでしょうね。それにクリニックなどでは通院者から感染者が出ると、保健所の判断でいったん閉鎖して消毒をしなければならない、といったこともある。そうなると、いわゆる風評被害で、再開しても患者さんが来なくなると聞きました。だから、とにかくここからはコロナは出さない、としなければならない。そのためには、少しでも熱がある人はもう玄関のところで診察を断ったり、ＰＣＲセンターを紹介したりしなければならない。そうするとやっぱり受診者が減る……。コロナ患者を受け入れても、とにかく受け入れないようにしても、結果的には患者さんが減ってしまうということです。

■〝検診ばなれ〟が起きる

徳田　いや本当にたいへんです。長期的な意味での医療崩壊というのは、病院と診療所を減らすということが結果として出てくる可能性がありますね。あるいは、今回を機会に、比較的高齢の開業医さんが診療所を閉鎖するということもあります。ドクター自身が高齢で、コロナ感染で重症化するハイリスクグループだし、しかも第一線でやっていると、どうしても感染のリスクが高い。

香山　ああ、そうですね。診療所の医者の感染という問題もありました。

徳田　だから、全国でこれを機会に引退しようという比較的高齢のドクターが続出しているみたいです。

香山　それから、私が危惧しているもうひとつの医療崩壊があります。これは、いますぐには見えない、これからじわじわ起きる医療崩壊です。今年前半、多くの医療機関が人間ドックや健康診断を中止にしました。会社や学校も春の健診は延期、あるいは中止としたところが多いと思います。保健所の乳幼児健診なども一時停止となりました。そうなったときに、これまでなら早期発見できていたような病気、たとえば胃がんや大腸がんや乳がん、あるいは子どもの発達障害などの発見が遅れますよね。そこで治療や介入が遅れることが、そのあとのその人の健康にどれくらいの影響を及ぼすのか。日本は健診をしすぎという声もありましたが、ここで一気に〝健診ばなれ〟が起きるとどうなるのか。

徳田　特にがん治療が心配です。日本だけでなく欧米も、トータルとしてのがん治療のクオリティが下がるということがあると思います。がんの治療は集学的で、化学療法もあれば、手術療法も放射線療法もあります。それぞれに副作用の強い治療法もあります。パンデミックで病院の機能が全体的に落ちる中、なかなかできない治療法もあるわけですよね。世界中で治る病気が治らないという状況が出てきています。手術の延期で、治癒させる手術、治癒可能性のある手術が、治癒できない緩和的な手術になることがあります。

香山　それは命にかかわりますよね。実際に私の知っているケースでも、3月からある医療機関に入院して抗がん剤治療をスタートする予定だったのが、「院内でコロナが発生して新規入院を受け入れられなくなった」と直前に連絡が来て、あわてて受け入れ先をさがした、などということがありました。
徳田　がんの種類によっては、手術を何か月も待っていたらリンパ節転移などが起こることもあります。ステージが、高くなるかもしれません。がんの場合ステージⅡからⅢはすごい差があります。また、がんの広がりの程度でみるとステージⅢａとⅢｂとか微妙です。しかし、ステージⅢの中でもこのａとｂの予後がすごく変わる病気があります。そういった患者さんの治療の遅れは、予後の悪化につながる心配があります。また、がんの研究の進歩も一時的に停滞する恐れがあります。今までがん治療の研究は多額の研究費が与えられていて、研究者としてもやりがいがあるということで、盛んにやられていました。
ところが今、多くの研究者がコロナウイルスの研究に転向しています。これまでは、がんの分子標的療法とか、免疫療法とか、月単位、週単位でがんの治療がどんどん進化していたのが、この速度が遅くなってくる可能性があると言われています。多くの研究所で、研究者はできるだけコロナ関連をやれ、という指令が出ています。
香山　コロナばかりを研究しなければならないというのもありますが、世界的なロックダウンや自粛で研究機関自体を閉めなければならないところもありますよね。今まで培養してきた細胞をすべて破棄した、という悲惨な話も聞きました。
徳田　我々も、ＰＣＲ検査のことで、大学のＰＣＲの機械を使ったらいいだろう、という話をしました。そうすると、ふだんそのＰＣＲ検査機器でやっていた研究からコロナ診療の検査に回す、ということになります。検査の重要性からみれば、検査のキャパシティーを増やさないといけない。しかし、診療や疫学対策のために研究機関に長期間ＰＣＲ検査をやってもらうことになると本来の研究に支障が出てくる。日本の大病院でＰＣＲ検査ができないことが問題です。もともと日本は遺伝子検査に対する投資が少なかった。保険点数も低く抑えられていました。韓国や台湾などと比べると遺伝子検査の国内総力が劣っています。また、病院だけでなく、保健所の職員も減らされていった、予算を減らされていた、ということもありましたが。

香山　そうですね。緊縮政策のあおりで、ここしばらくの間、科学研究費も減る一方でした。とくに基礎研究への助成が通りにくい。日本のサイエンスのレベルは国際的に見てその順位が低下していると言われています。世界のトップレベルと言われる『Nature』誌の２０１７年3月23日号の特別企画冊子「Nature Index 2017 Japan」は、「日本の科学研究はこの10年で失速している」という衝撃的なレポートを掲載しました。『Nature』誌の日本からの論文の割合が急落しているというのです。その後も同様の傾向が続き、２０１９年には「日本からの論文は２０１２年1月から２０１８年10月の約7年間で19・９％減少した」という結果が公表されています。これには中国からの論文の比率が急速に増えたこともあるのですが、相対的にだけではなく、日本からの論文の投稿自体の絶対数も減少しているということがわかりました。今回のパンデミックの急襲で、図らずもそれが見えてきてしまっている状況ですよね。

徳田　そうなんです。研究者をもっと大切にしてほしいですよね。例えばポスドクと呼ばれる博士号をとった後の若手研究者のポジションがほんとになくて、多くの研究者がアルバイトをしながら研究をしています。そういうかわいそうな研究者が大勢いらっしゃいます。そういう方は業績を多く出さないとポストをとれないからということで、土日も夜中も、研究、研究で頑張る。その頑張りが今まで、日本の研究レベルを支えてきたのですよね。そういう人たちを大切にして、この手当てをしてあげるべきだと思うのに、どんどんそこが削られていきました。

香山　日本国内では、まさに新型コロナのさなかの国会で、公的な病院を中心に病床数を削減する、削減に応じた病院には補助金を出す、という法律措置です。ただ、これまでのお話では、放っておいてもコロナの影響で病床数を減らさざるをえない病院が出てきそうです。でも、それでこれからの第二波、第三波をしのいでいけるのか。

徳田　今回は本当に、結果的にそうなる可能性があるんですよ。コロナで、病院がもう持たなくなっていますから、このままなら自動的にそうなります。政府はそれをそのままにして、淘汰《とうた》されるのを待っているような、そういう図式でもありますよね。

■国民を信用して情報公開を

香山　これからのビジョンについてもお話ししたいのですが、これから私たちはどうしていくのがよいのでしょう。

徳田　そうですね。国民も気づき始めています。諸外国の情報などは絶対、遮断しようと思っても入ってきますし、諸外国がオープンに経済活動をして、病床を増やし、しかも感染をコントロールしているのに、どうして日本はそれができてないんだという局面が来る可能性がある。

香山　そうですよね。私は日本の国民、つまり一般の人を、政府も専門家と言われている人たちも信用してもらいたいと思っているんです。「この2週間が瀬戸際です」「いや、もう2週間」といったその場をしのぐような言い方とか、「オリンピックを完全な形でやります」といった希望を感じさせる言葉とかで、国民を安心させたい、パニックを防ぎたいという気持ちはわかります。でも、一般の人たちはもう少し市民として成熟しているし、情報リテラシーもあります。喜ばしくない情報も含めてきちんと伝えたり、これまでの方針が間違っていたならその理由も添えて説明してくれたりすれば、みんな理解できるし納得もできます。

徳田　そうなんです。

香山　診察室で患者さんたちと話していて、つくづくそう思います。「シロウトは何もわかっていないし、説明したってわからない」なんてことはないんですよ。そこで、正しい情報や方針の変更を伝えたら、パニックから暴動が起きるとか政権の支持率が一気に下がるとか、それは間違った考えです。もうちょっと、私たちを信頼してほしいと思います。

徳田　そうなんですよ。バッドニュースというか、そういうことも言わざるを得ないことがあるんですよ。

香山　医療コミュニケーションという分野でも、バッドニュースをどうやって伝えるか、ということがかなり前からテーマになっていますよね。説明するまでもないですけど、いまや気休めの言葉を伝えたり、「黙って私にまかせなさい」と説明を省いたりする医療は時代遅れになりました。がんの再発、抗がん剤の打ち切りなども含めて、基本は患者さん本人に、嘘をつかずに率直に、でも誠実に伝える。相手の情緒的な反応なども十分、受けとめる。そして、いっしょに最善の方法を考えて選択する。コロナでも、それに尽きるということだと思いますね。

徳田　そうですよね。そういう分野の専門家をむしろ専門家会議に入れてほしいですよね。リスクコミュニケーションという方は入っているかもしれませんけど、それだけでなく、医療コミュニケーションも大切です。その専門家も入れてやってほしいですよね。

香山　まさにそう思います。テレビなどのワイドショーにも今回、たくさんの医者が出て解説していました。それを見ていて、ああやはり、医療者でもあり医療コミュニケーションについても十分、通じている人が日本にも必要だな、とつくづく思いましたね。誠実な医学者が、必ずしも一般の人が分かるような言葉で話すわけではありませんよね。そこで、きちんと普通の人がわかる言葉で、でも正確に話してくれるって大事なことだなって思います。

徳田　そうですね。そういうコミュニケーションをきちっとやらないと、信頼できないということで、信用されないことになるわけですよね。

香山　そういう意味で、これまでも話してきたように日本の人は基本的に、すごくまじめだし、辛抱強いし、そこは素直に評価されるべき点だと思うんです。でも、例えばマスクひとつにしても、2月13日に菅官房長官が記者会見で、「マスクは24時間生産などの態勢強化で1億枚以上の供給ができる見通しだから、来週以降には品薄状態は緩和できる」と言ったんです。でも、それからもずっと品薄の状況が続き、ついに医療機関でも手に入らなくなりました。私のいる診療所では、患者さんが「ウチの押し入れに一箱ありましたので」などと言ってつぎつぎ送ってくれたのです。戦時中の供出かと思いましたが、ありがたくて涙が出ました。そういう中で、「布マスクを2枚、各世帯に送ります」と突然、総理が発表したわけですが……。

徳田　私のところにアベノマスクは、まだ来てないですよ（7月になってようやく届きました）。

香山　私が教えている学生にはドラッグストアでバイトをしている人も複数いるのですが、「今回は人間の汚い面を見ました」などと話しています。マスクが買えない不安や怒りから、ドラッグストアの店員に「本当はあるのに隠してるんだろう！」とつかみかからん勢いで怒鳴る人もいたそうです。こういう事態も、たとえば官房長官が「来週には品薄は解消します」といった気休めを言うのではなく、「いまはマスクの輸入がストップしています。しばらくこの状態が続きそうです」など、悪い情報も含めて正確に伝えてくれれば避けられたのでは、と思います。

徳田　そうですよね、正直にね。正確な情報ってすぐには手に入らないじゃないですか。いくら政府でも、それをきちっと言えばいいだけの話。

香山　「マスクについて2月にはこう言いましたが、あれは正しくなかった。本当は品薄が続いてます」と訂正したっていいじゃないですか。

徳田　絶対自分たちは間違えないという、確証バイアスの原則に基づいていますね。

■「社会の中で私は何ができるか」を考えて

香山　こうやって話してきてわかるのは、いちばんネックとなっていたのは、やはり東京オリンピックだったのかもしれないですよね。いまだに、来年なんとしてもやらなきゃいけない、というムードがあり、それありきで医療、教育を含めた社会の設計をしていかなければならない。学生にきいても多くは「ムリなんじゃないですか」と答え、みんなうすうす「開催は不可能」とわかっているのに、それを公に口にできない。

徳田　感染者数も報告者数よりかなり多いだろうと、それは政府の専門家会議の人も言っています。でも、じゃあどれくらい多いのか、それは言わないですよね。それは言うなと言われているんじゃないですか。国会で野党に質問されても言われなかった。

香山　最初の時点で、例えばダイヤモンド・プリンセス号の感染者は日本の感染者数に入れないなど、どう考えても不自然なことがおこなわれました。そのことをいまだに認めるわけにはいかないから、専門家の説明も誰が聞いてもおかしなことになります。

徳田　危ないですよね。来年のオリンピック開催をやるという目標がまだあって、今後再び感染者を隠す方向に行かないか、というのが心配ですよね。むしろどんどんオープンにすべきであるのに。

香山　でも、徳田さんがそうしたように、沖縄の浦添市からの動きが沖縄県全体を動かして、トップダウンとか中央から周縁へ、というのではない形で現場からの波紋が広がりつつある。それは希望がある話だと思いました。

徳田　そうですね。地方からのみんなの活動ですね。地方でのコラボレーションですね。みんながで きることをみんなで協力してやっていく。例えば、泡盛《あわもり》をつくっている会社がウイルス感染予防のためのエタノール消毒の液を作ったりしているんですよ。エタノールですから消毒に使えるんです。もうこれ、出回っています。人気があるんです。
香山　へえ、泡盛の会社が。たしかに泡盛のアルコール度数は高いですしね。それは何度なんですか。
徳田　77％です。それで手指衛生しています。みんないろんなアイディアがあるんですよ。イノベーションが起きていますね。
香山　利益のためではなくて、コロナとの闘いに役に立ちたいと思っている人がたくさんいるわけですよね。あのルイ・ヴィトンが医療用ガウンを作って無償で提供したり、親会社のモエ・ヘネシー・ルイ・ヴィトンが消毒用のジェルを作ったり、というのも話題になりました。もちろん高級ブランドを買う人がおらず、生産ラインが止まっているからというのもあるでしょうが、それ以上に「何かしたい」という使命感を抱いている人はたくさんいます。
徳田　そうなんです。香山さんがおっしゃっていたように、ステイホームだけではいられない。人間は、自分は何ができるのかというのを引き出すべきだという、まさにそうだと思います。
香山　大学の教養課程の社会心理学で習う「マズローの5段階」というのがありますよね。人の欲求は、「生理的欲求」「安全欲求」「社会的欲求」と段階的に進み、いわゆる「衣食足りて仕事もあり家族もいる」という状態にまで至っても、さらにその上がある。4段階目が「他者から認められたい」という「承認欲求」で、5段階目が「自己実現欲求」です。誰かに認められるかどうかは関係なく、「自分らしい能力を存分に引き出して創造的活動がしたい」という欲求が人には備わっている。誰もが生きているからには、「私はちゃんと他者や世の中の役に立てている」

という自己有用感（Self-efficacy）を感じたいんですよ。孫正義さんが膨大な数の医療用ガウンやフェイスシールドを必死でかき集めては、全国の医療機関に配りました。それなどもそうだと思います。〝売名行為〟などと冷ややかに見る人もいますが、いまさら孫さんが売名する必要もないわけですし。

徳田　日野原重明先生が、それが長寿の秘訣の一つと言われていますよね。日野原先生は「新老人の会」というのを立ち上げられた。その「新老人」の定義が、75歳以上で社会貢献をしている人。つまり社会貢献をするのが、長生きできるコツだから、75歳になっても社会貢献をしましょうということで立ち上げて、世界に広がりました。

香山　日野原先生が亡くなられてからも、新老人の会の東京支部では「新老人の会・東京」として活動が続いており、私も顧問になっているんですよ。フラダンスの会など活発です。かなり高齢の方たちがフラダンスを練習して、高齢者施設で同世代の人たちの前で披露する。みなさん喜んでくれるようです。そういうことが生きがいになっていくということですよね。いまこういう状況で活動があまりできないのが心配ですが、「メール句会」などにもチャレンジしているようです。

徳田　生きがいっていうのは、最近は〝Ｉｋｉｇａｉ〟って、英語にもなっていますね。

香山　隠居して悠々自適の生活というのももちろんよいのですが、でもやっぱり、誰かの役に立ちたい、だれかにありがとうって言われたいっていうのは、もうこれは現代人にとっては「食べる、寝る」と同じくらい本質的な欲求だと思います。今回のコロナのパンデミックでは、いまのところそういう場面が少ないじゃないですか。災害なら復興のボランティアをするとか、やることたくさんあったんですけどね。

徳田　ステイホームということになってしまっていますからね。

香山　そうなんです。だから私などはすごく幸せだな、と思っています。プライマリケアの勉強をしながらコロナの診療にかかわることもできているし、精神科医としてはコロナによる心の不安の相談にも乗っている。しかもこうやって徳田さんとコロナの問題をめぐって対談して、それを発信もできる。「私はコロナと向き合ってる。闘いの一角に加わっている」という手ごたえを感じさせてもらえるわけで、医者でよかった、としみじみ思っています。もし、一般企業に勤めていて「ステイホームで待機してください」と言われたら、あっという間に「私には価値がないのでは」と自信を喪失したかも。

徳田　そうですよね。

香山　医療従事者はこのコロナでもちろん大変ですが、でも、みんなに「ありがとう」って言われて、拍手なんかしてもらえることって、ふだんないじゃないですか。

徳田　ねえ、ないですよね。

香山　もちろん、感染リスクもあるしコロナ病棟の仕事は苛酷だし、単に「ヒーロー」と言われればよいということではないですけれど、大学病院のコンビニが「医療者応援セール」なんかやってくれて、若手の医師たちが「オレたちこんなにしてもらっていいんですかね?」と照れくさそうに言っていました。そういうの、うれしいですよね。

徳田　ねえ。

香山　だから、このコロナでも「出番」がある人は、身体的にはたいへんでもメンタル的には充実していたのでは、と思うのです。でも、逆にそう思えば思うほど、一般の人はステイホームが続く中で、メンタルを維持するのがけっこうたいへんじゃないかなと思います。もちろん、満員電車での通勤やパワハラからの解放などはありますが、これが、波はあるにせよ、長期的に続くことになれば「社会の中で私は何ができているか」という問題に直面する人も出てくるのではないでしょうか。

徳田　ですよね。そこで何かイノベーションがあればなって。なにかができると思いますからね。ステイホームだけど、プラスなにかできないかと工夫する。

香山　そうなんですよね、これから長期的にはコロナの予防もそうですが、コロナを常に意識しなければならない世界で、一人ひとりがどうやって自分らしさや生きがいを見つけ、維持していけるか、という大きな問題も考えていかなければならない、と思っています。

徳田　そうですね。

Ⅱ部　私にとっての医療、提言、そして生き方——対談を終えて

沖縄での医療活動と新型コロナ対策への提言

徳田安春

◎日常の診療活動

私は群星《むりぶし》沖縄臨床研修センターという民間病院研修プログラムのアライアンスのセンター長として仕事をしています。ほぼ毎日、沖縄県内の８つの基幹型研修病院を回って研修医を指導しています。指導の仕方は、研修医グループとケースカンファレンスをおこなって、その後で必要に応じて入院患者の診察のための回診をおこないます。この指導方法をベッドサイド教育と呼んでいます。初期研修医にとっては最も効果的な指導方法です。

ベッドサイドの教育が有効な理由は、問診と診察の方法がリアルタイムに教育できるからです。一般的な病気の診断の７割は問診、２割は診察によっておこなわれます。ただし、それが適切におこなわれた場合です。初期研修医にとっては、三つ子の魂百まで、です。医師になって最初の

数年間の研修の中で、医師としての診療の姿勢を決定するスタイルを身に付けることが多いのです。

私自身の外来診療で担当するのは、初診や再診の内科外来を受診する患者さんです。初診外来では、内科系のあらゆる症状の患者さんを担当します。最近では、急性発症の、発熱、咳、倦怠感、下痢、筋肉痛、嗅覚異常、などの症状で受診する患者さんでは、必ず新型コロナウイルス感染症を疑います。また、新型コロナウイルス感染症で非典型的な形で受診される患者さんもおりますので、気をつけて診察しています。急性心筋梗塞、脳梗塞、肺塞栓症、髄膜炎、結膜炎などです。

内科系の再診外来では、生活習慣病の患者さんを多く担当しています。高血圧症、糖尿病、脂質異常症、睡眠時無呼吸症候群、肺気腫、などの患者さんです。このような患者さんには内服薬の処方をおこなっていますが、大切なことは健康的な生活習慣へのアドバイスです。減塩や適正なカロリー摂取、バランスのとれた栄養素を考えた食事療法について指導しています。規則的な運動と十分な睡眠の確保も強調しています。タバコは健康によくないですから、禁煙の仕方のアドバイスと禁煙補助薬の処方をすることによって、禁煙外来としての役割もおこなっています。お酒と加工食品はなるべく減らすように指導しています。

◎新型コロナウイルス感染症対策への「6つの提言」

２０２０年の４月に、私は新型コロナウイルス感染症対策についての６つの提言を出しました。

十分に解明されていない新型コロナウイルスのパンデミックに対するほとんどの国の政府の対応が十分ではありませんでしたが、いくつかの国の対策が感染封じ込めに成功しており、それをモデルとして対策を改善していくべきと思い、提言しました。この提言内容についてひとつずつ簡単に説明します。

①ＰＣＲ検査の拡充による早期診断、早期隔離、早期治療

パンデミックとなっている状況では、感染の可能性がある患者さんの早期診断が重要です。早期診断により、患者さん本人を早期に隔離することによって感染拡大の予防が効果的におこなわれます。また、その患者さんが診断される前に濃厚接触した人々も感染している可能性があるので、その方々から二次的に感染が広がる前に早期診断と早期隔離をおこなうこともできるようになります。

現時点では、新型コロナウイルス感染症に対しての治療は、症状を和らげて酸素や点滴を与えるなどの対症療法が主体です。しかし、有効性が確認される治療法が今後出てくる可能性が高いと思います。そのような薬のうち、一般的に抗ウイルス薬は発症早期に投与するとより効果が高いことがわかっています。重症化リスクの高い患者さんに対しては、発症早期に抗ウイルス薬を投与することが、致死的なウイルス感染症に対する最も重要な治療戦略になると思います。

②陽性率7％未満になるまでPCR検査を拡大

PCR検査を拡大するのは、早期診断、早期隔離、早期治療のためです。検査を拡大することにより、その地域での感染を封じ込めることができ、死亡者数を十分に減らすことができるようになります。世界中のデータを分析した千葉大学の研究によると、検査の陽性率が7％未満になるほどの規模にまで検査数を拡大させると死亡率を低下させることがわかりました。

検査の陽性率はあくまでも目安としての目標数値であり、死亡者数を減らすことができる検査数が確保されているかどうかの指標です。ある地域で報告される検査陽性での感染者数が比較的少ない状況になったとしても、検査数が十分になければ、その地域で診断されていない感染者数がまだ多く、十分な隔離がおこなわれていないことが予想されます。それぞれの地域での検査陽性率に注目してみてください。

③PCR検査の適用について医師が判断

2020年4月まで、事実上、PCR検査の適用については、保健所による許可がなければ医師の診察に基づく判断でもできない状況でした。65歳未満の方で基礎疾患がなく発熱や咳が4日未満であれば、医師の診察で感染の疑いが強いと判断されても保健所の許可が得られなかったのです。医師法では診療は医師がおこなうことになっています。診療における診断検査の適用も医師が判断すべきと考えます。長年かかりつけをやっておられる医師が診て、検査が必要かどうかは判断してそれが最優先されるべきでしょう。検査のキャパシティーに限界があるのであれば、

「目詰まり」との表現であきらめるのではなく、そのキャパシティーを増やす努力を政府がおこなうべきなのです。パンデミックではキャパシティーを増やすのは当然と考えます。

④流行期には他の病気で亡くなった方もＰＣＲ検査をおこなう

新型コロナウイルスに感染して亡くなられる場合には、典型的には咳などの呼吸器症状をきたして肺の病気で死亡されることが多いです。しかし、世界中の研究結果から、肺以外の病気で亡くなられる患者さんの中にこの感染症が原因として隠れていることがわかりました。心筋梗塞や脳梗塞など以外にも、交通外傷や病院外での原因不明の死亡でこの感染症が見つかっています。流行期には原則として亡くなった患者さんは積極的にこの検査をおこなって、この感染症の実態を把握する努力をするべきです。葬儀等で、ご親族や葬儀会社の職員等への感染予防のためにも大切です。

⑤唾液によるＰＣＲ検査を承認し拡充する

この検査をおこなうには、感染の可能性がある患者さんの喀痰や鼻腔粘膜の粘液を検体として提出しなければいけません。その際に、医療者に感染のリスクが発生することが問題でした。鼻腔の奥に綿棒を入れることによって、鼻腔粘膜の粘液を検体として採取する際に、せきやくしゃみを誘発することがあるからです。

そこでゲームチェンジャーとして期待されているのが唾液による検査です。アメリカの研究によると、唾液を検体として検査してもその感度等は鼻腔粘膜の粘液とほぼ変わらないことがわかっています。唾液を提出するのであれば、患者さんは自身でおこなうことができます。容器にそのまま唾液を吐き出すだけで良いからです。これによって、医療者の感染リスクをゼロにすることができます。また、大規模検査をおこなう場合に、自宅等でもできる可能性があります。ドライブスルーやウォークスルーなどの特別な設備も不要になります。そういう意味で私は唾液による検査はゲームチェンジャーと考えています。

⑥秋から冬にかけての感染の波に対応するために夏の間にしっかり準備

新型コロナウイルスは、高温多湿と強い紫外線の環境に弱いことがわかっています。6月から8月は感染が一旦収束する可能性が高いと考えています。しかし、北半球が夏の間は南半球が冬です。この間は南半球でパンデミックが拡大すると考えられます。北半球が秋になると、南半球で拡大したウイルスが再び北半球に襲いかかってきます。

備えあれば憂いなしです。危機管理の鉄則は最悪の事態を想定して準備を整えておくことです。せっかく夏の間にある程度の時間をもらえるのですから、政府も地方自治体も出来る限りの準備をしておくべきです。最優先でおこなうべきは、PCR検査体制の拡充です。次に必要なのは、一部の病院だけでなく、ほとんどの病院で感染対策用のベッドを準備しておくことです。人口の多い都市部ではシェルター病院の準備も必要です。軽症者や無症状の感染者を隔離保護するためのホテルとの契約も済ませ、ホテルでの感染対策についての職員教育をおこなっておくべきでしょう。

多くの国々で使われているスマートフォンを使った接触者検出アプリの導入をしても良いと思います。その際には、プライバシーの保護とのバランスをいかに確保するかを議論すべきと思います。政府、あるいはGoogleとAppleなどのGAFA企業が日本人の個人情報をすべて把握するような体制ではなく、地域主体でそのようなアプリの導入を考えた方が良いと思います。

◎政府に求めるコロナ対策の基本的な出口戦略のまとめ

COVID-19の世界パンデミックが拡大しています。そこで、コロナ対策の基本戦略を政府に求めたいと思います。そのコンセプトは、「命（医療）か経済」の選択ではなく、両方を守るための「攻めるCOVID-19対策」の基本戦略です。医療界と産業界、行政、学術機関での産官学での取り組みへの提言と協力依頼です。

中長期的視点から、守りのCOVID-19対応（外出や営業、旅行の自粛など）の継続により、現状の産業界は倒産や失業などの生活苦、新たな健康問題も懸念されます。これらの課題を解決する視点からも、医療界の新たな産業ニーズに対応するために、地域産業界の各得意分野を活かし、安全・安心を確保した上でのCOVID-19対応を依頼することが必要です。その際、地域の産業と雇用を守る、生活を守ることに少しでも繋がるよう知恵と工夫、仕組みづくりを、全地域をあげて取り組む姿勢と、組織を超えた協力・協働が不可欠となります。地域住民の「医療体制を守りたい」という気持ちを引き出すエンパワーメント戦略、ポジティブなCOVID-19対応が重要です。

具体的には、「攻めるCOVID−19対策」で生じる医療界の課題（ＰＰＥ不足、医療者不足、療養ホテル、在宅療養支援、健康モニタリング、情報管理システムなど）を、産業界における新たな産業ニーズ、機会と捉え、地域の産業界を鼓舞し、攻めるCOVID−19対策の地域モデルとして動員していただくものです。

企業に営業の自粛要請をするときには、十分な補償を与えるべきです。「自粛」と「補償」をセットでおこなうことが効果的な出口戦略となるからです。

この活動を通じて、「生活に与える影響を最小限に抑える」戦略展開につなげ、さらに、もう一つの戦略である「医療体制を維持し死亡者を抑える」ことを積極的にサポートすることで、地域全体でのＷＩＮ−ＷＩＮを目指すものです。これらの、医療界と産業界の攻めるCOVID−19対策地域モデルは、国内外で不足する医療資源と事業継続計画にも貢献できます。

社会のなかで助け合い自分らしい人生を

香山リカ

◎日常の診療、新型コロナウイルス感染症とのかかわり

現在、私は立教大学現代心理学部映像身体学科の教員として、医療ではなく哲学、文学や映画や演劇などの表現活動に関心のある学生たちに、精神分析学や精神病理学の知識や臨床での経験を生かして教育をおこなっています。

しかし、私のもともとの仕事は精神科医です。40代までは精神科病院の常勤医を務めていましたが、大学教員として働くことになってから、精神科医としては週に2日、診療所の非常勤医として外来診療をおこなっています。そのほかに働く人の現場を知るために、ある自治体の役所の産業医もしています。

私の勤務する立教大学には、「研究休暇」といって1年にわたって授業の義務からはずれられる制度があり、私は2017年にそれを取ることになりました。そこで私は、「プライマリケアの勉強をしたい」というかねてからの夢を少しでもかなえるため、30年以上前に卒業した母校の総合診療科の門を叩いたのです。なぜプライマリケアの勉強がしたいと思ったか、といった話については、始めると長くなるので今回は省略します。ただ、これが今回の新型コロナウイルス感

染症の問題と大きく関係することになるのです。

母校の総合診療科の教授以下スタッフたちは、まったく初対面でしかも50代半ばになってから「勉強させてください」とやって来た私に、「じゃまずは外来で実際に患者さんを診ながら覚えてもらいますか」とあっさり〝入門〟を許してくれました。とはいえ、医者とはいえ長く身体診察から離れていた私にとっては、ひとりの患者さんを診るだけで精神科で20人、30人の診察をしたくらいの緊張と疲労があり、まさに冷や汗の連続でした。そして、実は２０１７年の研究休暇が終わったあと、現在も週に半日だけそこで診療と勉強を続けさせてもらっているのです。

新型コロナウイルス感染症が拡大してきて、母校の病院も感染症科が中心になって入院患者さんを受け入れることになりました。重症者はＩＣＵに入り、麻酔科医が人工呼吸器の管理などをします。コロナ感染症が疑われる外来患者さんの診療は、緊急性の高いケースは救命救急科が、そこまで重症ではない人はプライマリケア外来が担当することになりました。

同時に立教大学はほかの大学と同様、卒業式などの行事はすべて中止となり、４月からの行事、授業も延期ということが発表されました。私はそこであいた時間で、コロナ診療で手薄になっているプライマリケア外来のヘルプに行くことにしました。すぐそばではトリアージや検査が毎日おこなわれ、私も発熱者の診察を担当することもありました。

また、本業の精神科医としては、以前から親しくしているＮＰＯ法人自殺対策支援センター・ライフリンクの清水康之代表と相談して、彼らが厚労省から委託されて３月半ばから始めた「新型コロナウイルス感染症関連　ＳＮＳ心の相談」のスーパーバイズに入らせてもらうことになりました。これは連日（平日は夜間、休日は日中から夜間）、全国からの相談に専門相談員たちがチャット方式で応じるもので、スーパーバイザーはひとつのモニターでいま進行中の全相談に目を配りながら、リアルタイムで必要なアドバイスを加えていく業務です。3月、4月は相談の内容もかなり深刻なものが多く、気が抜けない日々が続きました。

もちろん、日中の精神科外来に来る患者さんの中にもコロナの不安からパニックになる方もいました。その診療所の感染予防策などもベテラン看護師たちと相談しながら進めました。このように、この頃は連日連夜コロナにかかわった仕事をしていた感じでした。大学のオンライン授業が始まる4月末までは、教員であることもほとんど忘れ、自分が「コロナ診療医」になったように思えたこともありました。

◎医師として、言論人としての私の失態

長々と自分の話をしてきましたが、それは2月から4月にかけてそれまでとはまったく違う生活を送る中で、私自身に対談の中で何度も話題になった「認知のゆがみ」や「認知バイアス」と呼ばれる独特の心理的視野狭窄《きょうさく》や歪曲が起きたことを伝えたかったからです。

当時、テレビの情報番組でも何人かの専門家が「大切なのはまずはＰＣＲ検査」と日本の検査の遅れを指摘していました。その前に、横浜港に停泊したダイヤモンド・プリンセス号に検査をしないままの乗客乗員を留め置き、船内での感染対策も十分でないことが、主に海外メディアにより伝えられました。アメリカのＣＮＮなどははっきりと「日本は東京オリンピックを開催した

いために検査数を抑えている」とリポートしていたのです。

一般の方からも私がかかわっている「ＳＮＳ心の相談」には、「熱があり検査を受けたいのに受けられない」といった相談が毎日何件も寄せられていました。「保健所や厚労省の窓口はまったくつながらない。仕方ないのでここに相談に来た」という方もいました。

しかし、私はそのいつもと違う日々をこなすのが精いっぱいで、さらには診療所にも大学病院にもいま思うと異様ともいえる緊張感が漂っており、いつしか「これ以上、検査を増やすのは無理ではないか」と思うようになっていったのです。友人や知人はみなやさしく、「コロナにかかわってるの？　気をつけてね」とねぎらってくれ、「もっと検査をすべき」と直接、私には言いません。もし言われたとしても、「これ以上、私に何をしろと言うの？　病院だってみんな手いっぱいで、これで検査が増えたら〝医療崩壊〟が起きるよ！」などと感情的になって言い返したかもしれません。

それがある日、「いや、これはおかしい」と気づいたきっかけは、徳田さんとの対談の中で話した通りです。それにハッと気づいたとき、私は自分が信頼している文系の学者の友人に思わず、「これまで私は間違っていたかも。やっぱり検査したほうがいいんじゃないかな」とＬＩＮＥをしました。すると友人からは、「え、今まで気づいてなかったの？　あなたらしくないね」とあきれたような返事が来ました。私は自分の愚かさを恥じました。

しかも、私に起きた「検査は増やせない」という認知のゆがみは、「オリンピック開催のためにも感染者数は抑えておきたい」という政府や東京都の意思と結果的には同調するようなものでした。ちょっと大げさな言い方になりますが、「権力」という構造があって、その中でいろいろな思惑が働くわけですが、私は「日々の医療を守るためには仕方ない」という目の前の狭い範囲の現実に気を取られるうちに、自分がその大きな構造の中で権力の歯車になっていたわけです。

さらにこれまで私は長年、たとえば「沖縄への基地集中は差別問題だ。それはほかの差別のようにあからさまには見えないが、日本社会に構造的に組み込まれた差別なのだ」とものごとの構造を見ることの大切さを説いてきたのです。情けなさで、いっぱいになりました。

◎大切なのは「自分らしい人生」

先ほど話した友人は、落ち込む私を「気づいたならいいじゃない。それよりもあなたが感染しないことを願ってます」となぐさめてくれました。その友情に感謝し、私は「いつもの自分らしさ」を忘れていたことが今回の失態につながったのでは、と考えました。いつもの私は、なるべく「いまは自分はどんな構造、どんな枠の中にいるのか」と状況を俯瞰《ふかん》して、行動や発言を決めるようにしていました。そうしないと、構造的な差別や権力に知らないうちに加担するという例を、さまざまな場面で山のように見てきたからです。

しかし、今回はその「いつもの自分らしさ」をすっかり失ってしまい、この未知なる感染症が引き起こす事態に巻き込まれていたのです。友人の「あなたらしくないね」という言葉がそれを表しています。

自分がそんな状況だったのに、「心の相談」で不安を訴える人たちには、「なるべく自分らしく、いつものように過ごしましょう」などと伝えていました。その人たちは、先が見えない不安や子どもの休校や夫の在宅ワークですっかりペースが乱れてしまったストレスから、心のバランスを崩していました。私はよく、「これまで好きだったことはありますか? カラオケですか。では、歌手が歌う画面を見ながら口パクで歌うのはいかが?」などと〝なるべくあなたらしく〟というのを伝えていました。新型コロナウイルス感染症が身近に迫ってきたからといって、その人の持ち前の長所や特技までがすべて奪われることはないはずです。

とはいえ、コロナに実際に感染してしまったり、感染が疑われて検査を受けることになったりしたら、その生活は大きく変わってしまわざるをえません。入院や軽症者施設での隔離、仕事を休んだり子どもを親戚に預けたり、もちろん症状や後遺症もありますし、たいへんなことと思います。しかし、そのあたりの生活サポートや心のサポートは、残念ながらまだほとんどおこなわれていません。それどころか、感染者や感染疑いの人に対して地域や職場によっては差別的態度が取られることさえあるそうです。

「感染より差別が怖い」という相談も多く来ました。「感染したかもしれない。でも陽性とわかったらまわりから何を言われるかわからないから検査は受けない」といった声を聞いたこともあります。本来なら、感染者や感染の疑いがある人は、まずは生活や心のサポートを受け、安心して検査や治療に専念できる環境を用意されて当然です。ただでさえ症状に苦しみ、命の危険さえ感じながら、さらに差別されるというのは倫理的にもあってはならないことですし、予防の面から考えても、〝受診控え〟につながり感染者の発見が遅れて感染の拡大を招きかねません。

◎「コロナにどう向き合うのか」さえいまだ決まっていない

対談で徳田さんが話したような取り組みにより、5月頃から全国的に医師の判断でPCR検査がおこなえるようになってきました。とはいえ、欧米や中国などで1日何十万件やそれ以上の単位でおこなわれていることを考えると、まだまだ足りません。東京都は6月、「接客業で集団検査の取り組みをおこなうようになった結果、感染者が増えた」と〝成果〟のように説明していますが、だとしたらほかの属性の人たちでも集団検査をおこなったらそれだけ陽性者がいるのかと疑問がわくばかりです。まだ医学的なエビデンス（有効なデータ）は圧倒的に少ないままなのです。こういう状態で恣意的に自粛要請を解除すれば、誰が考えても感染が拡大するのは当然です。「ウィズコロナ」なるキャッチフレーズで経済再開を呼びかける小池百合子都知事は、「多少の感染拡大はやむなし。それよりも死活問題は経済。そちらを何とかする」という方策に舵を切ったのでしょうか。

◎あぶり出された問題をひとつひとつ解決していこう

対談ではコロナをめぐる直接的な問題だけではなく、今回の感染症があぶり出した日本の医療体制や医学教育の問題、行政のガバナンスの欠如、「日本は世界をリードする先進国」というすでに時代遅れの自負心などが見えてきました。実は私は「それを語れるのは徳田安春さんだけ」と思い、今回、無理を承知でオンライン連続対談をお願いしたのですが、浮かびあがった社会問題の多様さにどこから手をつけたらよいのか、と途方に暮れる思いでした。

とはいえ、これもまた対談で何度も話が出たように、一般の市民たちの忍耐強さ、情報リテラシー、学習能力、利他の意識などは特筆すべきレベルであることは確かです。実はこの対談もネットで公開されると、すぐに徳田さんの愛読者である高橋姿子さんが文字起こしのボランティアを申し出て、たちまち作業をしてくれました。高橋さんの申し出がなければ、新日本出版社の久野通広編集長に出版の打診をすることもできなかったでしょう。この例からもわかるように、日本の市民社会は相当に成熟し、市民たちは民主主義の構成員として自分で考え、自分で決められるようになってきています。政治家や専門家たちは、「市民に言ってもわからない。あるいは本当のことを伝えるとパニックになる」などと思わずに、ぜひ市民の知恵も借りながら、ともに問題をひとつずつ解決していってほしいと思います。

新型コロナウイルス感染症との闘いは、世界規模でまだ続いていきます。私たちに必要なのは、他の地域や他国とのおかしな競争意識を捨てて情報共有や助け合いをおこないながら、異なる専門の者同士でも臆せずに語り合い、そういった中でも一人ひとりは「自分らしい人生」を歩んでいくことでしょう。仕事をして、恋をして、家族を愛して、趣味を楽しんで。それはコロナがあってもなくても、続いていくことです。それを忘れずに、私もこの新しい感染症とそれがもたらした社会の問題に向き合っていきたい。そのためにも今回の徳田さんとの対談は、私にとって大きな力のひとつとなるでしょう。読者のみなさんにとってもそうなることを信じています。

あとがき

命も経済も両方が大切です、と私の提言〈「攻めるCOVID-19対策」の基本戦略〉（163ページ）〉で述べました。しかし、そのために重要なことはお互いの共感と思いやりであることを、今回の対談で香山さんから教えていただきました。互いにお隣の都道府県の人々が感染の伝播で非難し合うのではなく、不足しているマスクなどを提供し合うなどの助けあいをすることが大切と思います。

新型コロナウイルスの感染者を非難してはいけません。この感染症の伝播力はとても強いからです。ＰＰＥ（個人防護具）を完全装着していない限り、本人がいかに気をつけても感染するリスクはゼロにはならないからです。また、症状が出る前の感染者から、あるいは無症状の感染者からも感染伝播することがわかっています。

もし、家族内で感染伝播が起こった場合、最初に感染した家族が謝罪したとしても、謝る必要はないですよ、責任はありませんよ、と慰めてほしいと思います。会社内で感染伝播が起こった場合でも、同様な声かけをしてください。お互い体調がおもわしくないときにはすぐに休みましょう、という具合に、優しく声かけをお願いします。

病気の時に助けられ、病気が回復したときに優しくされた人間は回復が早くなります。また、そのような助けをする、優しい声かけをすることによって、助けた本人自身もエンパワーメントを得ることができます。人間はもともと社会的な動物であり、コロナウイルスのパンデミックが過ぎ去った後、人間らしい社会的活動が回復することを信じています。

新型コロナウイルス感染で多数の死者が出たアメリカでは、人種差別に対する抗議デモがうねりとなりました。パンデミックで重症化するリスクが高かった人々も、社会経済的に恵まれない人種や民族の人々でした。差別や強権的支配に対しては抵抗すべきです。国民を軽く見るような、政府の閉鎖的な空間で作られた政策に対しては科学的にチェックし、その誤りに対してはただすべきと思います。

沖縄の米軍基地で新型コロナ感染症の大規模クラスターが発生しました。米軍基地による度重なる軍用機事故、環境破壊、暴行事件に加え、今回の感染症も地域住民への深刻な健康脅威となっています。住民の健康を守る立場の医師としての処方せんは、基地のない沖縄にすることです。

今回の企画に関して、心より感謝を申し上げたい方々がいらっしゃいます。コロナウイルスについての政策についてＹｏｕＴｕｂｅビデオ対談を収録し公開したいとの考えを受け入れてくださった香山リカさん。また、そのビデオをみて、ぜひ原稿に書き上げて残したいとのお話をくださり、すごい早さで原稿を送ってくださった高橋姿子さん。パンデミックの中で本書の迅速な出版の実現にご尽力くださった新日本出版社編集長の久野通広さん。この3人の方々と本書を出版することができ、望外の幸せに存じます。

２０２０年７月７日　梅雨中の沖縄にて　徳田安春

香山 リカ（かやま りか）

1960年北海道生まれ。東京医科大学卒業。精神科医。立教大学現代心理学部教授。

著書に『大丈夫。人間だからいろいろあって』（2018年）『「ポスト真実」の世界をどう生きるか——ウソが罷り通る時代に』（共著、2018年、ともに新日本出版社）、『「いじめ」や「差別」をなくすためにできること』（2017年、ちくまプリマー新書）ほか多数。

徳田 安春（とくだ やすはる）

1964年沖縄県生まれ。1988年琉球大学医学部卒業。総合診療医。沖縄県立中部病院、聖路加国際病院、水戸協同病院、地域医療機能推進機構（JCHO）本部顧問などを歴任。現在は、群星（むりぶし）沖縄臨床研修センター長を務める。

著書に『病気にならない食事の極意——総合診療医のエビデンスにもとづく処方箋』（2020年、三宝出版）、『病歴と身体所見の診断学——検査なしでここまでわかる』（2017年、医学書院）ほか。

医療現場《いりょうげんば》からみた新型《しんがた》コロナウイルス

2020年 8月25日 初 版

著 者 香 山 リ カ
徳 田 安 春

発行者 田 所 稔

郵便番号 151-0051 東京都渋谷区千駄ヶ谷 4-25-6
発行所 株式会社 新日本出版社
電話 03（3423）8402（営業）
03（3423）9323（編集）
info@shinnihon-net.co.jp
www.shinnihon-net.co.jp
振替番号 00130-0-13681

印刷 亨有堂印刷所 製本 小泉製本

落丁・乱丁がありましたらおとりかえいたします。

ISBN978-4-406-06492-7 C0036 Printed in Japan